中老年养生保健百问

主编

胡美兰　陈惠中　谢英彪

副主编

何富乐　施芳英　叶咏菊　姚　飞

编著者

应艳新　马好梦　丁韵怡　章尔雅

吴　臻　陈晗雯　宿晨蕊　董南希

林支穹　曹婕露　陈飘逸　陈佳琴

杨　婷　朱　萍

U0245398

金盾出版社

内 容 提 要

本书由具有多年丰富实践经验的养生专家和临床医师共同撰写。以问答的形式叙述了老年养生要领、春季养生、夏季养生、秋季养生和冬季养生。其内容丰富，通俗易懂，科学实用。适合广大读者，尤其是老年朋友阅读参考。

图书在版编目(CIP)数据

中老年养生保健百问/胡美兰,陈惠中,谢英彪主编.—北京：金盾出版社,2018.12(2019.8重印)
ISBN 978-7-5186-1519-3

Ⅰ.中…　Ⅱ.①胡…②陈…③谢…　Ⅲ.①中年人—保健—问题解答②老年人—保健—问题解答　Ⅳ.①R161-44

中国版本图书馆 CIP 数据核字(2018)第 236679 号

金盾出版社出版、总发行

北京太平路 5 号(地铁万寿路站往南)
邮政编码：100036　电话：68214039　83219215
传真：68276683　网址：www.jdcbs.cn
北京天宇星印刷厂印刷、装订
各地新华书店经销

开本：850×1168 1/32　印张：9　字数：178 千字
2019 年 8 月第 1 版第 2 次印刷
印数：5001～8000 册　定价：27.00 元

(凡购买金盾出版社的图书,如有缺页、
倒页、脱页者,本社发行部负责调换)

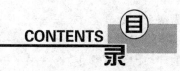

CONTENTS

一、中老年养生要领

二、春季养生

三、夏季养生

目　录

四、秋季养生

五、冬季养生

7

一、中老年养生要领

1. 养生的意义何在

中医所说的养生是指通过各种方法颐养生命、增强体质、预防疾病,从而达到延年益寿的一种医事活动。中医养生重在整体性和系统性,目的是预防疾病,即治未病。

自从20世纪70年代以来,国内外日益注重对养生学的研究,国外重点在于理论及实验研究,探索衰老形成的原因和机制,包括生物的内在决定因素与生物生存过程中有害积累这两个方面;国内则侧重于对传统理论的整理及探索抗衰老的具体方法。养生的目的是为了健康,而健康的价值在于:健康是财富,是幸福,是资源,是学习力,是生产力,甚至是战斗力。健康不仅属于个人,也属于整个家庭,乃至全社会。追求健康、渴望长寿是人类的共同梦想。养生是现实生活中人们最为关注的话题之一。重视养生,说明现代人对自己的生命质量要求更高,对养生的探索在很大程度上也反映了社会文明的进步程度。越是文明发达的社会,人们就越发重视生存之外的精神和物质需求,当今日新月异的科技发展使养生获得了一个前所未有的崭新的发展平台。人可以掌握生命的自然规律,但不能违背这个规律。仅仅认识到生命是可贵的还不够,还必须通过倡导养生,以及科学、文明、健康

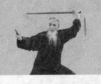

的生活和行为方式,才能真正达到健康长寿的目的。

医学模式是随着社会的发展和科学的进步不断演变和发展的。从远古时代的神灵医学模式到文艺复兴后的生物医学模式,再演变为现在的生物-心理-社会医学模式。如今这种医学模式的主要任务是预防慢性疾病的发生。而与现在疾病谱、医学模式相适应的养生学就是中医养生学,它的基本思想就是防患于未然,主要采取的方法是增强体质,增进健康,并采用特殊的中医养生措施,对疾病进行早期预防,建立健康的生活理念。随着时代的不断进步,心理性、社会性疾病发病率急剧增加,疾病谱随之发生改变,现代的人们更需要强调生命质量,注重对生命的保健和养护。

激烈的社会竞争给人类健康带来的问题是"生活方式疾病"。生活方式疾病将会成为世界头号杀手。世界卫生组织指出,处于亚健康状态的人超过75%,其中大多数或绝大多数是患富裕病或有富裕病初期症状的人。不科学的生活方式是引起文明病的主要原因,如生活节奏快,运动减少,压力增大,高热能饮食摄入,脂肪过剩,饮酒吸烟等。调查研究发现,都市化程度越高,这些病的发病率也就越高。

中医养生的特点是防重于治,即"治未病"思想。用现代生物医学手段,用中医原始和质朴的、讲究整体、注重变化为特色的治未病和辨证施治理念来研究亚健康及慢性复杂性疾病,是东西方两种认知力量的汇聚,是现代医学向更高境界提升和发展的一种必然性趋势。

中医养生学的基本思想是强身防病,强调固护人体正气作用,防微杜渐治未病;把握生命和健康的整体观念及辨证思想;重视心理因素,并贯穿始终;把人类、社会和环境三大因素联系起来,去理解和对待人类的健康和疾病。

2. 什么是形神共养

形神合一是中医学的生命观,也是中医学"整体观念"的具体表现。所谓形,是指构成人体的基本结构,包括五脏、六腑、皮肉、经络、骨骼等,是维持人体生命活动的物质基础;所谓神,则指人的精神思维活动,包括神志、意识、情感等,是人体生命活动的外在表现,也是维持生命活动的主宰。因此,形神共养,不仅要注意形体的保养,而且还要注意精神的摄生,使形体强健、精力充沛,身体和精神得到协调发展,才能保持健康长寿。

形作为神的物质基础存在,而又受到神的主宰,构成了形神合一的有机整体。形的生理功能异常可导致神的变化,反之亦然。因此,养形和养神必须兼顾,切不可偏废。

中医养生学的养生方法有很多,但归纳起来,主要是"养神"和"养形"两大部分,即所谓"守神全形"和"保形全神"。《内经》明确提出"形与神俱"的形神共养观。提示养生需兼顾形体和精神两方面,形体的健壮和精神的充沛需相辅相成,方能相得益彰。

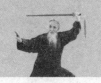

 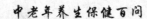

3. 什么是顺应自然

中医整体观认为，人与自然界具有统一性，是一个有机整体，自然界是人类生存的基础。自然界的各种变化，都可以直接或间接地影响人体的生命活动，使机体产生适应性的反应。当这一变化控制在机体生理反应范围内时，人体可以适应性地接受；当外界变化超越了这一范围，就会产生病理反应。顺应自然包括两方面的内容，一是遵循自然界正常的变化规律，二是谨防异常变化造成的影响。

四时、昼夜、天地、地域等的变化，都会对机体产生一定的影响，使人体产生生理或病理的反应。在四时的气候变化中，春属木，其气温；夏属火，其气热；长夏属土，其气湿；秋属金，其气燥；冬属水，其气寒。因此，春温、夏热、长夏湿、秋燥、冬寒就是四时变化的一般规律，在这种气候变化下，人就会对应地产生生、长、化、收、藏等一系列的适应性变化。由于每个季节都有其自身的特点，所以当季节特点太过或不及时，就会使人体产生病理性的变化而发为季节性疾病。此外，还有某些慢性宿疾，如痹证、哮喘等，也会在季节更替的时候发作或加重。

在昼夜晨昏的变化中，人体也会产生与之相适应的变化。尽管昼夜的寒温变化幅度并不及四时的变化明显，但也会对人体产生一定的影响。一日之内，人体的阳气变化也会随着时辰的不同而变化，日间阳气多趋向于表，夜间多趋向于里。

地区气候的差异、地理环境及生活习惯的不同,都是影响人体生理活动的因素。南方湿热,人体往往腠理疏松;北方干寒,人体多腠理致密。故易地而处,容易出现水土不服的现象,这就是人体不能适应突然改变的环境所出现的应激反应。一段时间后,人体适应了这一改变,不适症状也会随之消失。因此,顺应四时、昼夜和地域的变化规律,是养生的重要环节。

　　自然界是人类生命的源泉,人要维持其生命活动,必须顺应自然,适应自然变化的规律。老子说:"人法地,地法天,天法道,道法自然。"我们现在所说的道家养生观,就是顺应自然的养生观念,最早就是由古代哲学家老子提出来的。道家的很多经典著作中,都提出了以修身养性、延年益寿为第一要旨的思想。

　　以人为核心的生态观念,有一个鲜明的思想特征。事实上,人不仅可以认识自然,更可以利用、改造、保护自然,建立起更加有利于健康长寿的自然环境,造福于人类。

4. 什么是阴阳平衡

　　阴阳平衡是指阴阳的对立制约、互根互用是处在不断的运动变化之中的。在正常的生理限度内,阴阳间平衡的不断建立和打破贯穿了人体生、长、壮、老、已的整个过程。当平衡不再被打破,也就意味着新陈代谢停止和生命终结。因此,从"平衡"的角度来说,中医学认为,阴阳的消长变化才是机体保持气血充足、精神振奋的不二

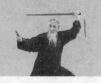

法则，即所谓"阴平阳秘，精神乃治"。中医养生学认为，只有保持气血阴阳的平衡，才能起到延年益寿的作用。其基本点即在于燮理阴阳，调整阴阳的偏盛偏衰，使其复归于"阴平阳秘"的动态平衡状态。

中医养生学用阴阳学说来概括说明人体生理功能的变化，认为阴阳对立统一存在于脏腑、经络、气血津液等的变化过程中。"阴平阳秘"的生理状态也有赖于机体各部之间的相对稳定和协调，从而保持机体生存。

人体的生命过程就是新陈代谢的过程，整个生命过程中的新陈代谢也是通过阴阳平衡来完成的。人体作为一个开放的系统，时刻与外界环境发生物质交换，诸如呼吸的吐故纳新、食物的吸收和排泄，同时，体内各部之间也时刻发生相互协调的变化，如体温的升高和降低、内环境酸碱的变化等，都是由体内外阴阳协调平衡共同完成的。

人体就是一个阴阳运动协调平衡的统一整体，人生历程就是一个阴阳运动平衡的过程。阴阳平衡是人体健康的必要条件，运用阴阳平衡的规律，协调机体各部之间的功能，使机体达到内外平衡协调就是养生的根本任务。人体是以五脏和六腑为主体，与五志、五神等有机结合的整体，因此在协调脏腑功能时，不仅要关注脏腑间的平衡，更要注意情志间的平衡。喜、怒、忧、思、悲、恐、惊等情志过激，都可影响脏腑，造成脏腑功能失衡而滋生百病，而疾病又可反馈人的情志，造成恶性循环。因此，必须随时调整机体生理与外界环境的关系，才能维护其协调平衡的状态。

人体的生命活动是有规律的，所谓运则立、动则健，符合生命规律的运动就可以对人体造成有益的影响，违背生命规律的运动则会带来有害的影响。机体新陈代谢效率的高低、正气的强弱、气血精液盈亏、抵抗力的强弱及预后的好坏等，都与机体的运动息息相关。机体正常的活动主要包括两类，一是供给性运动，二是消耗性运动。供给性运动主要是指体内脏腑、气血津液等为生命活动提供物质基础的内在运动；消耗性运动主要是指机体在日常生活中所做的脑力、体力等外在运动的总和。当这种平衡被打破时，就会出现亚健康、疾病，甚至死亡。

5. 什么是动静结合

动和静是养生观中对立统一的两个方面。在人的生命过程中，始终保持着动静和谐的状态，才得以维持机体的生理活动。

人体的新陈代谢，概括而言就是自身动静变化的过程，健康的生理活动就是机体动静相对平衡的表现。人们常认为，坐卧为静、走跳为动，其实不然，当我们处于坐卧的相对静态中时，我们的脏腑器官并未停止运动，仍然存在呼吸、消化、分泌等活动，甚至做梦也是机体内脏运动的表现。当内部运动达到一定程度时，平衡就会被打破，在日常生活中我们会表现为口渴、饥饿或从梦中醒来等现象。

动和静是中国传统养生法则的两个方面。众所周

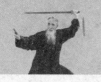

知,"生命在于运动",适量的运动有助于促进人体新陈代谢,增强体质,延缓衰老。但过量运动又会造成机体的运动性损伤,或者出现过度疲劳的亚健康状态,所以又有人提出"生命在于静止"的观点。以动静为纲,可将古代养生家分为主静和主动两派,以老、庄为首的道家养生推崇以静养生,强调静以养神。而以《吕氏春秋》为主的一派,主张以动养生,强调动以养形。

神是形的主宰,中医学认为,神是安静的、内守的,所以需"静以养神"。我国历代医家也非常注重"养神"与健康的关系。安静养神绝非是神无所用,心无所属的状态。只有在动静相宜的指导思想下,既安静养神,又正常思索,不妄动心血才是养生正道。在日常生活中,可以通过少私寡欲、调摄情志、顺应四时、常练静功等诸多方法静养情志,同时结合动静相宜的观点,做好养形的基础。

动以养形是《内经》中动静互涵养生观的另一重要方面。适度运动可以使气机调畅、气血通利,长时间坐卧则易使人气机郁滞、气血凝结。现代生活中,人们处于高速的城市生活中,来自各方面的社会压力往往使人只关注忙碌的工作,而忽略了运动的重要性,从而导致了亚健康状态,这就违背了动静相宜的养生观点。其实,只需每日维持适度的运动,就能起到活络筋骨、行气活血的作用,从而符合动静相宜的要求。

动静相宜、形劳不倦的原则贯穿在养神和养形两个方面。古代养生家们一直都主张动静适宜,主张动静结合,刚柔并济。实践证明,只有当动和静、劳和逸这些对立的关系协调得当时，才能起到养生的作用。所以，动静相宜是养生的一大法则，人们需根据自身情况，衡量运动的具体量。身体强壮的人可以适度增加运动量，身体虚弱、体力较差的人则可以适度减少。

6. 养生为什么要因人制宜

根据年龄、性别、体质、职业、生活习惯等的不同，有针对性地选择相应的养生方法，称为"因人制宜"。人类本身存在着较大的个体差异，这种差异不仅存在于种族之间，也存在于个体之间。每个人所处的环境、生活习惯的不同，会造成个体身心、体质的明显不同。这就要求我们在选择养生方法时要做到因人施养、辨证取法，达到延年益寿的目的。

人到老年，生机减退，气血亏虚，各方面功能都出现明显的衰退。其生理特点表现为生理功能自然衰退，机体协调能力及稳定性减弱。老年体虚，多患虚证，或虚实夹杂之证，养护时应当注意谨慎调食，老年人脾胃消化功能减退，故饮食应当符合营养多样、清淡易消化的标准，应当多食温熟软烂的食物。还需调摄起居、谨避风寒、适度锻炼等以维护身心健康。

男女性别不同，各有其生理特点。女性有经、带、胎、产等情况，其脏腑经络气血活动与男性有所不同，各时期养生也有所不同。女性情感丰富，精、血、神、气颇多耗损，极易患病早衰。做好女性的养生，有着特别重要的意义。

7. 养生为什么要因时制宜

四时气候的变化,对人体的生理功能、病理变化均产生一定的影响。因时制宜,就是按照时令季节的变化规律,运用相应的养生手段保证健康长寿的方法。这种"天人相应,顺应自然"的养生方法,是中医养生学的一大特色。

在四时养生中有"春夏养阳,秋冬养阴"的说法,意思是春夏季节,阳气逐渐生发,万物复苏,是属于生发的季节,人们顺应天时顾护阳气,到了秋冬季节,气候逐渐转凉,是人体阳气收敛,万物收藏的时候,此时人们也应当以保养阴精为主而顺应天时。人们在顺应季节养护正气的同时,更需格外注意避忌外邪。

春三月,是指从立春开始到谷雨的六个节气。春为四时之首,新春伊始,冰雪消融,是万物萌发的季节,自然界生机勃发,一派欣欣向荣的景象。因此,此季节的养生,需要顺应春天万物生发的特点,顾护阳气。春季气温开始升高,阳气运动趋向于表,此时腠理渐松,体表气血供应增多,使人产生困顿之感,所以人们应该早卧早起,促进阳气生发,清晨可以做适量的运动,使形体舒展,一则缓解困倦感,二则助阳生发。春季属木,与肝相应,木曰曲直,喜调达,故春季应当重视养肝,保持心情的舒畅,戒躁戒怒,常参加户外活动,避免独居室内而产生抑郁感。春季饮食宜食辛香发散之品,不宜食酸收之味。

夏三月,是指从立夏到大暑的六个节气。夏季阳光

充足,气温偏高,雨水充沛,是万物竞相生长的季节,所以此季节的养生应着眼于一个"养"字。夏季的作息,可以适当地晚睡早起,以顺应自然界阳盛阴衰的特点。夏季气温偏高,人体易被"暑气"侵袭,出现中暑的症状,故夏季午后日晒最强的时候应当避免户外活动,亦可小睡片刻,一则可避炎热,二则缓解疲劳。此外,夏季饮食也需以清凉解暑为宜,多食绿豆、西瓜等消暑之品。可以在清晨或傍晚,气温凉爽的时候进行适度运动,但不宜剧烈,避免汗出过多,耗气伤阴。

秋三月,是指从立秋至霜降的六个节气。秋季是万物成熟的季节,此时天气逐渐转寒,是阳气渐收,阴气渐长,由阳向阴转换的关键时期。所以,此季养生当注重一个"收"字。秋季作息,当早卧早起以顺应秋季收的自然特性。秋季气温渐降,草枯叶落,花木凋零,常使人产生凄凉之感,《素问·四气调神大论》指出:"使志安宁,以缓秋刑,收敛神气,使秋气平;无外其志,使肺气清,此秋气之应,养收之道也。"说明秋季养生首先要培养乐观情绪。秋季应多食酸收之味;又因秋季天气干燥,不宜辛香发散之品,可多食滋阴润燥之物,如芝麻、蜂蜜、梨等。

11

冬三月,是指从立冬开始至大寒的六个节气,是一年中最寒冷的季节。此季,阳气潜藏,万物凋零,蛰虫深伏,阴气最重。所以,此季养生最重"藏"字,只有在冬季充分地养精蓄锐,才能为来年的生机勃发做好准备。冬季作息,当早卧晚起,冬季具有日短夜长的气候特点,清晨时分,气温较低,阳气不能生发,故过早起床不利于顾护阳

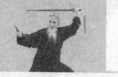

气。此冬气之应,养藏之道也。冬季饮食,应遵循"秋冬养阴"的原则,最宜食用滋阴潜阳的高热能、高蛋白的食物。冬季也是最适宜食补的季节,可多食羊肉、谷类、木耳、鳖等食物以顾护阳气。冬季气候寒冷,故可改为在室内进行适量运动。

8. 养生为什么要因地制宜

不同地区,由于地理环境、气候条件及生活习惯各异,人的生理活动和病理特点也不尽相同。根据不同地域的环境特点,制定适宜的养生原则,称为因地制宜。不同的地域,地势有高低,气候有寒热湿燥、水土性质的不同,养生的方法也各有所异。传统概念上,我们将地理方位结合五行特点,分为东、西、南、北、中五方。其中,西北方海拔较高,气候干燥与西北属金、属火的五行特点相吻合。而南方地势低洼,平原湖泊较多,气候湿润。因此,两地人们所选养生方法自然不同。

山区,泛指以山地、丘陵为主的高原地带。此地区,随着海拔的升高,空气中的含氧量下降,昼夜温差较大,紫外线辐射强烈。此处的人们,通常身材高大、体格健壮、皮肤黝黑、性格豪爽、热情大方,这与他们长期生活在这种广阔的环境下,以农牧为主的生活方式有关。起居方面,也因地制宜地创造了他们自己的建筑风格,如黄土高原冬暖夏凉的窑洞式建筑,藏族的牦牛帐篷及蒙古族牧区的蒙古包等。饮食方面,多以富含蛋白质和热能的牛、羊肉及各种乳制品为主,可以起到暖中补气、御风寒

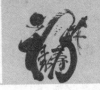

的作用。山区通常风景优美，气候宜人，空气格外清新，呼吸这样的空气可以减少呼吸道疾病的发生，且山区的人出入常需爬坡，保持一定量的运动也是延年益寿的关键。

平原，指陆地上海拔在 200 米以下，地面宽广、平坦或有轻微起伏的地区。以起伏和缓的特点区别于丘陵，又以较小的高度有异于高原。我国的三大平原为东北、华北和长江中下游平原。盆地为四周高（山地或高原）、中间低（平原或丘陵）的盆状地形。我国著名的四大盆地为四川、塔里木、准噶尔和柴达木盆地。平原地区地势平缓，多与湖泊、河流等地形相结合，矿产资源丰富，人口密度大。此处的住宅常采用坐北朝南、避风向阳的布局；衣着多采用麻布、丝绸等轻薄透气的织物；饮食结构复杂多样，不可概述。就我国几个盆地而言，以四川盆地为首的川、湘地区，人们嗜食麻辣，这与当地湿润的气候有关，除了可以防寒保暖外，还可以防治当地常见的风湿性腰腿疾病。而在广阔的东北地区，人们则喜食大蒜、芥末等食物，也可以起到冬季辛温暖中的作用。我国湖滨地区多气候湿润宜人，景色秀丽，湖光山色相映生辉，使人心旷神怡、精神振奋，历来也为中外人士所向往，成为养生的良好去处。

沿海地区以温和湿润的海洋性气候为主。清新的海陆风环流和充足的日照使得此处的居民通常在长时间的户外活动中接受较多的紫外线辐射，呈现出肤色黝黑、体魄结实、精悍的特点。饮食是以吃"鱼生"和其他半熟或生肉食为主。如中国香港、澳门地区，以及海南、广东等地，人们最喜欢将新鲜塘鱼切片，加上姜、葱、香油等调料搅拌食之。值得注意的是，由于寄生在鱼体内的肝吸虫藏在鱼的血肉中，不煮熟而食，也容易受到寄生虫的侵袭。但是，丰富的渔产资源也为人们提供了丰富的蛋白质，温和的气候适宜各种瓜果的生长，既满足口味的需求，也保证了各种营养的供给。海滨气候所具备的特有的综合作用，可协调机体各组织器官的功能，对许多慢性疾病如神经衰弱、支气管炎、哮喘、风湿病、结核病、心血管系统疾病及各种皮肤病，都有一定的防治作用。

9. 中老年人会有哪些老化改变

机体老化是生命过程中的一种必然现象，在人体成熟期后就出现了漫长的老化演变过程。随着年龄的增长，人体组织器官日趋老化，生理功能逐渐减退。下面简单介绍有关系统的老化改变。

（1）心血管系统：动脉硬化，心脏重量增加，心肌收缩与舒张功能下降，心脏储备功能下降；窦性心率随年龄的增长而减慢；心排血量减少，动脉压力升高，静脉压力下降，心脏和内分泌功能减退，微循环障碍等。

（2）呼吸系统：上呼吸道腺体萎缩，分泌功能减退，加温和湿化功能减弱；黏膜上皮萎缩，分泌型免疫球蛋白 A 减少，防御功能下降；肺泡数目减少，肺泡壁变薄，肺总换气面积减少，肺通气功能降低，残气量增加，换气效率明显降低等。

（3）消化系统：口腔味蕾数目减少，味觉减退；牙齿可有部分或全部缺失；唾液腺分泌功能减低；食管黏膜上皮萎缩，平滑肌蠕动及输送食物的功能减弱；胃运动、分泌功能减退，消化能力低下；肠道上皮黏膜变粗、萎缩，腺体形态异常，肌层萎缩，张力降低；肝脏重量减轻，肝功能减退；胆汁分泌量减少；胰腺分泌脂肪酶减少等。

（4）神经系统：脑重量减轻；神经细胞减少，神经纤维传导速度减慢，神经递质减少；脑血流量与氧代谢率降低，记忆力衰退，思维活动缓慢，感觉功能障碍等。

（5）泌尿系统：肾脏重量减轻，皮质减少；肾血流量减少；肾小球出现生理性硬化，肾小球滤过功能下降；肾小管储钠及排钠功能受损，稀释功能降低，尿酸化功能受损等。

（6）内分泌系统：代谢生长激素降低，性激素水平下降，胰岛素分泌迟缓，胰岛素受体敏感性减低，脂代谢和糖代谢障碍，蛋白质和核酸代谢障碍等。

（7）其他：免疫功能老化，表现为血清天然抗体滴度下降，自身抗体水平升高；运动系统肌肉神经萎缩和骨质增生；听觉功能障碍及老视眼等。

10. 中老年人的皮肤和毛发有什么改变

中老年人皮肤内的弹性组织退化，脂肪细胞减少或消失，基质及水分含量也减少，因而皮肤各层显著萎缩，整个皮肤枯燥松弛，并出现皱纹。如前额的皱纹逐渐增加，变深变粗，眼角的皱纹、耳前纵行的皱纹、唇周边的放射状皱纹日益明显。颈部的皱纹有时比面部的变化更为明显。可以说,面部皮肤皱纹是衰老的重要征象。40 岁以后,在面颊和手臂上常常出现棕色色素斑,通常称为老年斑,同时出现疣。50 岁以上的中老年人身上可出现白斑,呈星圆形,边界清楚,它是由于局部色素细胞老化而成。中老年人的皮脂腺也逐渐萎缩,皮脂分泌减少,因而皮肤和毛发失去光泽,易断裂。汗腺的数量减少,汗液分泌也减少,使中老年人感到皮肤干痒,尤其在冬季洗浴后更甚。

毛发的衰老有两种变化,白发和秃发。据观察,硬而粗的头发易变白,细而软的头发易脱落。一般来说,毛发变白或脱落,常始于顶部和额部。白发的原因是由于毛囊内的黑色素细胞逐渐减少,合成黑色素的功能减退,使毛发内的色素减少。部分人的毛发改变与遗传有关,而后天因素如全身性疾病、精神刺激、内分泌障碍等对其也有一定的影响。一般 60 岁的人约有 50% 出现白发,80% 出现脱发,75 岁以上有白发者占 70%。眉毛的改变表现为眉毛脱落,常自外向内进行,剩余的眉毛变稀、变白,个别人有少数眉毛变长。

11. 中老年人的感觉器官有什么改变

在所有感觉中,视觉接受和感知的外界信息达 80% 以上。中老年人除视力明显下降外,眼睛的各方面功能都在减退。眼睑黄色瘤或小色素斑最常见。由于角膜周边部位的脂肪浸润,角膜周围可出现 1～2 毫米的半月状或环状浑浊，称为老年环。眼的退行性变化常表现为老花眼、老年白内障等。因此，中老年人常感到眼前云雾状或视物不清。

中老年人听觉功能逐渐减退，听力降低。一般来说，左耳比右耳听力好，女性比男性听力好。老年性耳聋主要由内耳障碍所致。同时，由于位置觉感受器的敏感性减退，也会出现平衡觉障碍，如走路不协调、站立不稳等。

中老年人的心排血量减少，肾的血流量相应减少，药物在体内蓄积的时间延长，致使药物中毒的概率增加，尤其对听神经有损害的药物，如链霉素、庆大霉素等，极易引起中老年人耳鸣、耳聋、头晕等，且难以恢复。

12. 中老年人的心脏和血管有什么改变

中老年人心脏改变的四大特点是心房扩大，心室容积减少，瓣膜口肥厚，瓣环扩大。心排血量在 30 岁以后随年龄增长而减少，平均每年减少约 1%，这导致心脏收缩期延长和血流速度减慢。因此，中老年人心脏比年轻时明显增大。中老年人冠状动脉储备能力下降，即使增加冠状动脉的血流量，也难以满足心肌细胞的需要。由于心脏厚度的增加，加之冠状动脉的狭窄等病变，使毛细血管间的距离增大，造成心肌营养不良和心肌缺血。80% 的缺血性心脏病发生在中老年，在临床上可表现为心绞痛或心肌梗死。

中老年人的动脉和末梢血管的弹性随年龄增长而降低。特征性的变化为动脉中层的胆固醇等脂质成分蓄积，由此导致动脉粥样硬化斑块产生，结缔组织老化或钙化，弹性蛋白变性、消失，使血管腔狭窄、变硬，血流不畅，造成组织缺氧和高血压。末梢血管壁增厚，扩张能力减弱，毛细血管弹性降低，脆性增加，在较大压力下易破裂出血。

随着年龄的增长，静脉内层弹性逐渐消失，血管扩张，形成静脉曲张，静脉血流减少，导致全身有效循环血量减少。局部循环障碍时易导致疾病（如痔疮）。

中老年人血小板的数量下降不明显，但血小板的功能有下降倾向。血液凝结功能减退，血小板黏附性增加。当患冠状动脉粥样硬化性心脏病时，冠状动脉内的血小板活性增强，聚集反应增强，促使产生血栓，易导致血栓栓塞性缺血性心脏病等。

13. 中老年人的呼吸系统有什么改变

中老年人由于肋骨脱钙和肋软骨钙化等变化，使胸廓变得僵硬，横径变小，出现桶状胸。同时，因骨质疏松症、运动减少、呼吸肌的萎缩等，导致胸廓运动减弱，影响了呼吸功能。鼻黏膜萎缩、气管软骨钙化、细支气管管腔变小或被阻塞，肺弹性纤维减少等，均导致肺活量减少，残气量增多，最大通气量降低，并导致动脉血含氧量降低，使中老年人常感到胸闷。如发生呼吸系统疾病，会因代偿功能失调而导致呼吸衰竭。

此外，中老年人呼吸频率加快，到 70～79 岁时，男性呼吸达 19～20 次/分钟，同时，还常见呼吸节律不齐，甚至在睡眠时出现短暂的呼吸暂停。若有鼻咽部结构改变，睡眠时鼾声大作，再频繁发生呼吸暂停，则易出现缺氧、发绀，形成呼吸暂停综合征，肥胖者多见，患者有猝死的倾向。

14. 中老年人的消化系统有什么改变

中老年人的牙龈逐渐萎缩，致使牙颈部外露，遇冷、热、酸、甜等刺激易过敏，引起不适。同时，由于唾液分泌减少，口腔自洁能力下降，龋齿发生率增加，又易引发牙周炎症，导致牙齿松动，直至脱落。中老年人一般在 50～60 岁或以后，牙齿逐渐脱落。由于中老年人唾液分泌减少，影响碳水化合物的消化而出现口干。唾液腺及舌黏膜的乳头萎缩，味蕾数目减少，味觉失敏，因此较年轻时口重，而多食钠盐是诱发或加重高血压病的重要危险因素之一。由于中老年人胃肠、胰的消化酶分泌趋于减少，胃肠运动功能减弱，故常引起消化不良及便秘。肠吸收功能也受到影响，这主要由食物消化的程度、胃肠黏膜吸收的能力、肠血流的改变及运输功能效率的变化所决定。因此，中老年人应食易消化的食物，更应细嚼慢咽。

中老年人肝脏的变化主要是肝细胞数减少，而双核细胞增加。因此，中老年人肝脏体积缩小。肝脏的再生功能也随年龄增长而降低。除血清丙氨酸氨基转移酶活性降低外，中老年人肝脏参与氧化、还原的酶类亦有所减少，这些对于药物的代谢及解毒功能将产生不利影响。因此，中老年人用药应慎重。

中老年人胆囊和胆道管壁增厚,弹性降低,胆囊常下垂,胆汁减少而黏稠,且含大量的胆固醇,胆囊功能减弱,易发生胆囊炎和胆石症。

中老年人胰岛素分泌减少,葡萄糖的耐量因而降低,所以增加了发生胰岛素依赖型糖尿病的危险性。

15. 中老年人的泌尿系统有什么改变

肾脏的泌尿功能随年龄增加而减退。中老年人肾脏萎缩,重量减轻,肾内脂肪组织增加。30～40岁时肾脏重量约270克,70岁时下降为230克,80岁时仅有190克。肾单位也逐渐减少,70～80岁时大约有30%的肾单位失去作用。因此,肾小球和肾小管功能在中年以后逐渐减退。正常人肾小球每日滤出的原尿为100～120升,但每人每日尿量平均为1～1.5升,其余的99%又被肾小管和集合管重新吸收而回到血管内。肾小管重吸收减少1%,尿量则增加1倍,故尿量增加是肾功能减退的早期表现之一。

中老年人常有夜尿增多的现象,这说明中老年人对尿量的昼夜调节能力变差,也是肾功能减退的表现。除了膀胱萎缩和肾功能减退表现为夜尿次数增多外,男性前列腺肥大也是引起夜尿增多的原因之一。

由于肾小球动脉腔萎陷、阻塞,导致肾小球血管表面积减少,肾小球的血流量减少。40岁以前,肾血流量基本不变;40岁以后,年龄每增加10岁,肾血流量就减少1%。尿素和肌酐的清除率随年龄增加而减少,在65岁以后变化更明显。中老年人的膀胱肌萎缩,膀胱储尿量减少,以致排尿次数增加,尤其是夜尿次数增加。

老年人的尿道括约肌收缩无力,可导致在咳嗽,走路或从坐位起立时,发生尿失禁。老年妇女可因老年性阴道炎引起尿道炎症。另外,老年男性常因前列腺肥大而排尿困难,尿流射程缩短。

16. 中老年人的生殖系统有什么改变

中老年男性由于促性腺激素释放减少,使睾丸分泌睾酮的作用减弱,再加之睾丸萎缩,使性功能逐渐下降。中老年女性生殖系统的变化主要表现在乳房脂肪沉积,腺体萎缩,外生殖器缩小,阴道湿度减小,子宫及宫颈萎缩,卵巢缩小、硬化,促性腺激素的释放也减少,因此卵巢产生雌激素的能力下降。中老年人的性功能随着年龄增长而减退,并在性欲方面存在着身心分离现象。中老年人性功能减弱一般呈渐进型,但在严重躯体疾患或精神创伤后,可呈阶梯形下降。中老年人常对性欲采取掩饰和克制的态度。有的中老年人随年龄增长突然出现纵欲、露阴癖或其他反常行为,则可能为脑器质性病变的前驱症状,且常早于痴呆或神经系统体征的出现。

60岁以后,部分男性会出现更年期综合征,主要表现为倦怠,体重减轻,食欲减退,全身衰弱,易疲劳和容易激动等。性欲抑制通常伴随性能力逐步丧失,不能集中精力。

17. 中老年人的神经系统有什么改变

随着年龄增长,脑细胞数量减少,表现为脑的重量减轻。50岁以后,脑的重量逐渐减轻,70岁时脑的重量约减轻5%,80岁约减轻10%,90岁时减轻20%。脑的老化最明显的表现是脑萎缩。

脑的重量减轻,脑回变窄,沟回变宽,侧脑室扩张,水平树突明显变性,因而临床上往往出现精神活动能力降低,如中老年人常感记忆力减退,易疲劳,并可出现肌张力低下、动作迟缓及认识能力降低等。

随着年龄的增长,脑血管逐渐出现代谢障碍,管壁内弹性纤维减少,管径变小,脑的血液供氧减少,促进和加速了脑细胞的萎缩。当血栓形成而引起脑梗死及脑皮质营养障碍时,由于神经中枢缺血缺氧,可出现躯体运动障碍。若血管破裂出血,即脑出血,则引起偏身运动障碍、偏身感觉障碍和同向性偏盲,俗称偏瘫。

18. 中老年人的骨和关节有什么改变

中老年人的运动量随着年龄增长而逐渐减少,同时,由于中老年人的消化功能减弱,钙、磷的吸收也相应减少,导致中老年人的骨骼出现进行性退化、骨质萎缩、疏松,骨质中的有机质减少,使骨脆而不坚。因此,骨质疏松症、长骨骨折、椎体萎缩及压迫性骨折是中老年人的多发症。此外,中老年人缺钙时,还可造成肌群劳损而致腰背疼痛,肌肉痉挛,甚至抽搐。中老年人的关节老化,使

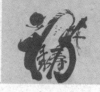

关节的灵活性逐渐减退,主要表现在肩、膝、髋和脊柱等关节活动幅度变小,出现动作缓慢,步态蹒跚。

一般情况下,人的身高于 40 岁后开始缩短。原因是椎间盘萎缩,脊柱弯曲强直,椎体扁平化,下肢弯曲。体重于身高发育停止后稍有增加,40～50 岁最重,50 岁后逐渐减轻,70～80 岁减轻最明显。体重减轻的原因是皮下脂肪组织减少和骨骼、肌肉及各脏器萎缩。但是,有些中老年人由于生活条件与营养状况好,体重反而增加。

19. 中老年人的睡眠有什么改变

由于中老年人脑力与体力活动减少,新陈代谢降低,以及大脑皮质神经细胞退行性变化,因此对睡眠的生理需要也相应减少。此外,中老年人常存在某些影响睡眠的躯体因素,诸如前列腺肥大所致排尿困难,脑动脉硬化所致脑供血不足等。

随着年龄的增长,中老年人的正常睡眠与青壮年时不同,因此平时注意禁用烟酒,一定要保持乐观的心态对待生活,保证充足的睡眠,注意劳逸结合,养成良好的生活习惯,如晚饭后多散步,平常多运动,多吃水果,必要时口服安神解郁的药物及提高免疫力的产品加以缓解。

有失眠的人应设法克服失眠,不要让自己神经过度紧张,在就寝前不要考虑不愉快的事情等。总之,创造良好的睡眠环境,保证睡眠质量,也是抗衰老的有效措施。

坚持晚上早睡和黎明早起作息方式的人,清晨和上午精神特别好,记忆力和创造力较强,可以精神百倍地投入紧张的日常生活中,而当夜幕降临时,他们就感到疲倦,精力不支,工作效率降低,往往需就寝休息。长期从事农业劳动或上正常班的职工等多数人能循守早睡早起的睡眠规则。坚持早睡早起,使睡眠、作息有规律,会有益于健康和防止衰老。

地球是一个大磁场,地球磁场对人体的影响是通过人体中的含铁化合物和水分子而产生的。因此,当人体睡眠朝向与地球磁场的磁力线保持平行时,人体受地球磁场的干扰最小,反之,干扰就大,影响睡眠的质量。以人的血液循环为例,由于人的主动脉和大静脉是与头足方向一致的,当睡眠朝向与地球磁场方向一致时,以水分为主要成分的血液就会流动顺畅,惯性有利于它通过毛细血管,促进血氧交换,并能减少血栓的发生,对血管有着较强的冲刷、清洗作用。因此,睡眠朝向最好是南北向,即头朝北、脚朝南。这种朝向入睡容易,睡眠质量也高,也可防止或减少影响睡眠质量的多梦、惊醒等现象。

睡眠时间一般应维持 7~8 小时,但不一定强求,应视个体差异而定。入眠快而睡眠深,一般无梦或少梦者,睡上 6 小时即可完全恢复精力。入眠慢而浅睡眠多,常多梦、噩梦者,即使睡上 10 小时,精神仍难清爽,应通过各种治疗,以获得有效睡眠。由于每个人有不同的生理节奏,在睡眠早晚的安排上要因人而异。事实上,不同生理节奏使睡眠出现两种情况,即"夜猫子"和"百灵鸟"。顺应这种生理节奏,有利于提高工作效率和生活质量,反之,则对健康不利。

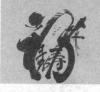

睡眠时间的多少,睡多长时间,应以消除疲劳为准。一般来说,中老年人每日宜有 8 小时的睡眠。如果睡眠时间过长,反而会引起神经功能紊乱,导致活动时间少,身体功能减弱,人体免疫力下降,容易引起各种疾病。如每晚睡眠 10 小时的人比仅睡 7 小时的人更易患突发性心脏病或脑卒中。如果睡眠不足也会促使人提前衰老,如女性早脱发,面部失去光泽,肌肉松弛,眼睑无力等。

有心脏疾病的人,最好取右侧卧,以免造成心脏受压而增加发病率。脑部因血压高而疼痛者,应适当垫高枕位。肺系患者除垫高枕位外,还要经常改换睡侧,以利痰涎排出。胃见胀满和肝胆系疾病者,以右侧位睡眠为宜。四肢有疼痛者,应力避压迫痛处而卧。总之,选择舒适、有利于病情的睡位,有助于安睡。

20. 中老年人的内分泌代谢有什么改变

随着年龄的增长,胰岛细胞逐渐萎缩,胰岛的功能减退,因而胰岛素分泌减少,加之末梢组织对胰岛素的敏感性降低,以及胰岛素受体减少等,使中老年人的糖耐量降低,易患糖尿病。中老年人空腹血糖一般在正常值范围内,但葡萄糖耐量试验常出现高糖曲线,即糖耐量下降。

基础代谢逐渐降低甚至达最低限。一般认为,60 岁以上比 20～30 岁平均降低约 10%,在相同的劳动条件下完成相同的工作量时,中老年人比年轻人消耗的热能要多,而且劳动强度越大,中老年人消耗热能的比率就越大。

脂肪代谢方面,研究结果发现,在40～50岁就可出现总血糖、中性脂肪及胆固醇的增高。中老年人发生的这些脂肪代谢异常,不仅受饮食中类脂质含量的影响,而且与蛋白质代谢也有关。中老年人的血浆总蛋白轻度减少,主要是白蛋白减少,而球蛋白略增高,随年龄的增长,体内核酸总量降低。

21. 中老年人的免疫系统有什么改变

免疫功能衰退是中老年人生命过程中最明显的特征之一。中老年人免疫器官、免疫细胞和免疫分子出现萎缩、减少和功能减弱,血液中的免疫球蛋白也有所减少,使免疫功能减退,抵抗力下降,易患多种疾病。免疫功能不足对中老年人的健康产生极为不利的影响,使多种传染病、新老感染性疾病与非感染性疾病的发病率和病死率均提高。与成年人相比,中老年人感染具有自己的特点,主要表现如下。

(1)由外源性向内源性感染变迁:宿主阳性病原体由强毒力的致病微生物向低毒力条件致病微生物转化。在院内感染的病原体中,以病毒、革兰阴性菌、厌氧菌及深部真菌感染的病原相应增多.以往认为是内源性低毒力的过路菌或正常菌群,现已成为中老年人自身感染或移居感染的病原。

(2)院内感染率随增龄而上升:60～70岁的院内感染率为 11.6％ ,71～80岁者为 19.4％,80岁以上者 44.7％。

（3）感染者多患有多种慢性或重要器质性疾病：如冠心病、高血压、白内障、糖尿病、慢性支气管炎、肺源性心脏病、慢性胃炎、溃疡病、乙型肝炎、丙型肝炎、肝硬化、胆囊结石、恶性肿瘤和偏瘫等，这些常见慢性病削弱了中老年人的免疫力，增加了感染的可能性。

（4）病情急变、进展快：并发症多，诊断延误。中老年人各器官储备功能明显减退，一旦发生新的病原因子感染可使病情急转直下。如原有冠心病、心肌梗死、硅沉着病患者一旦患流感高热，很易转为肺炎，诱发心力衰竭、心律失常，可致循环呼吸衰竭。有的中老年人感染性疾病发生较隐匿，如肝炎后肝硬化早已有腹水，继发腹膜炎（轻度腹泻、低热、腹胀）时主观上还不愿就诊，待出现高热、休克时才就诊，易延误诊治。

（5）疗效差、恢复慢、病程长：中老年人即便是急性普通感冒、带状疱疹、肺炎、急性胃肠炎等，其疗程及恢复期均比年轻人明显延长。如糖尿病和肿瘤术后的中老年患者发生带状疱疹感染时可迁延 6～12 个月仍不愈。免疫缺陷加上再生修复功能低下是恢复延缓、病程冗长的根源。

（6）容易出现药物不良反应：中老年人在多种慢性基础疾病上发生感染时，原先服药种类较多，用抗感染药时容易增加原用药物不良反应的发生率。

（7）病原菌耐药快、耐药谱广：细菌、病毒的变异日增。治疗困难，病死率高。

（8）感染部位相同，病原体不尽相同，二重三重感染

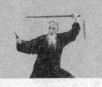

多见：中老年危重者多见多重病原混合感染，感染涉及多器官，多呈反复性，易发生机会性感染。

（9）易诱发多器官功能衰竭：中老年人在器官老化和患有多种慢性疾病基础上。常由感染、大手术、创伤、中毒等诱因激发，在短时间内相继出现两个以上器官序贯或同时发生衰竭。

22. 什么是衰老

衰老是生命过程中整个机体的形态、结构和功能逐渐衰退的现象。构成人的机体的基本单位是细胞，细胞的生命在于新陈代谢，当它们的代谢功能失调时，细胞就会出现衰老，而细胞的衰老必然导致组织器官和人体的衰老。

衰老为生物个体固有的特性，是生物个体自身的必然过程。虽然如此，当我们了解了衰老的原因、机制及加速衰老的各种因素，掌握了衰老的规律后，就能采取抗衰老的有效措施，从而达到延缓衰老的目的。

衰老和老年是两个不同的概念，但两者又有着密切的关系。按世界卫生组织关于年龄划分的新标准，44岁以下为青年，45～59岁为中年，60～74岁为准老年（或称老年前期），75～89岁为老年，90岁以上为长寿。显然，"老年"指的是一个年龄阶段，而衰老则指的是一个动态过程，它可因物种的不同、个体的不同及同一个体中器官和组织的不同，在衰老的速度和程度上有所不同，并不受年龄的限制。但是，在进入"老年"这个阶段前后，衰老的一些变化更"表面化"了,这是由衰老的特点决定的。

(1)衰老的过程呈渐进性:衰老是一个持续的、渐进的过程。例如,8 岁儿童晶状体的屈光度为 1 500 左右,以后随着年龄增长而逐渐降低。20 岁左右为 1 000,50 岁左右约为 200,到 75 岁左右已降至近零。又如,人的大脑皮质神经元从 25 岁左右开始丧失,以后每年以 1% 的速度递减,到 60 岁左右,基底核神经元丧失约 40%。因此,衰老实际上并非自中老年开始的,而多数器官的衰老是始于青年的。

(2)衰老呈普遍性:普遍性的意义有两层,一是指在同一个体内,衰老涉及每一个器官、组织和系统;二是指同一物种,在大致相同的年龄阶段都能表现出来的现象,如人的皮肤皱纹和老年斑的出现与增加,学习和记忆力的减弱,乃至大致相同的最高寿命等。所以,衰老是生物的共同规律,而不是个别人体的特有表现。

(3)衰老呈退行性和积累性:上述的渐进性变化,都表现为人体各个器官和系统的结构及生理功能的退行性变化,而且这些变化一旦出现就不可逆转。例如,随着年龄增长,心肌细胞有不同程度的萎缩,细胞内脂褐素的沉积也不断增加,最终可使心肌呈棕色,这种形态上的退行性变化一旦发生,即表现为渐进性积累,不可逆转。由此可见,如何抗衰老应该在年轻时就要受到重视。

23. 精神因素为何会导致衰老

精神因素是指一个人的情绪、精神压力和刺激等而言。对防衰老来说，神经系统占有头等重要的位置，它调节着各个器官的活动，使各个器官之间彼此协调、合作，成为不可分割的整体，使机体适应周围的环境变化，保持代谢运转正常。

良好的心理状态可增进健康，不良的心理变化可导致疾病的发生。我们的祖先早就认识到心理因素对人体健康的影响。《黄帝内经》曾有"怒伤肝、喜伤心、思伤脾、恐伤肾"等记载，说明情感的变化可影响五脏的功能。中医学十分强调"喜、怒、悲、哀、思、惊、恐"这七种感情（简称"七情"，是疾病产生的内在因素）的变化在疾病产生中的作用。近代医学的研究结果也充分证明心理因素对人体健康的重要性。心理活动是高级神经中枢的特殊活动，心理因素致病是通过中枢神经系统、内分泌和免疫三方面作为中介机制而致病的。人在愤怒时，通常心跳加速、血压升高；忧愁时，常常饮食不香，睡眠不宁；情绪兴奋时，脸色潮红，呼吸加快；惊恐时，常有面色苍白等表现。生理学家巴甫洛夫很早就把胃溃疡称为皮质-内脏性疾病，由于大脑皮质功能紊乱，可能导致胃黏膜出现溃疡。在临床工作中，常见由于情绪的变化诱发急性心肌梗死、急性脑血管病等。

癌症是当今最凶恶的疾病之一，其病因除生物、化学、物理等因素外，现在人们也非常重视个性、情绪等心理因素在癌症发病中的作用。有人调查了 250 位癌症患者，发现其中有 156 位在患病以前精神上受到过强烈的刺激，心情压抑和不愉快。这就是说，不良的精神因素可引起高级神经中枢活动的严重失调，使机体的正常代谢遭到破坏，从而发生病变，加速了机体的衰老。

一个人生活在世界上，时刻受着情绪的左右。在良好情绪的支配下，一个人能工作愉快，思路开阔，思维敏捷，效率高。而当情绪低落时，则思路阻塞，动作迟缓，心烦意乱，脑海中一片空白。一个人的情绪是受他的生活方式和文化素质影响的，积极健康的情绪是良好的心理素质的表现，也就是说，善于调节自己的情绪，始终保持积极乐观的心境，是理智和道德品质的体现。许多疾病的发生和发展都与情绪有关，学会调节情绪，保持乐观的精神状态，对于维护身心健康、延缓衰老十分重要：第一，要养成对一切事物不抱过高期望的心态，无非分之想，不苛求；对人、对事、对自己都应如此。第二，对各种事物保持兴趣，积极参与生活，享受生活中的乐趣，培养业余爱好，并从中获得快乐。第三，要树立乐观的人生态度，学会幽默地面对生活，用微笑迎接困难。第四，不自卑、不自怜、不自责；自信来自对自己的正确评价，正确充分的自信是保持心情愉快的重要条件。第五，遇事都要想得开，要承认生活不会一帆风顺，常常有快乐也有烦恼，有成功也有失败，从而使自己拥有良好的心境。第六，忍让是最好的"制怒术"，宽容大度和坚强的自制力是忍让克制的基础；要学会理智、全面地分析问题，采取转移现场、转移情绪等方法使自己的情绪平静下来。第七，常与朋友们一起从事有意义的、有情趣的活动，可以使自己的情绪放松，消除紧张和焦虑。第八，助人为乐，为别人做事

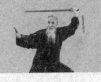

有助于确定自己的价值;在获得珍贵友谊的同时,也忘却了自己的烦恼,感受快乐是良好心境的体现。

24. 导致衰老的生活习惯有哪些

良好的生活习惯对人的健康起着重要的作用。相反,不良的生活习惯违背生理的自然规律,就容易导致机体代谢紊乱,加速衰老。常见的不良生活习惯有如下几种。

(1)起居无常:是指作息而言。人体各种器官在生命过程中时时刻刻都在神经、激素等调控管理之下,有规律地运转。调控器官运转的机构是什么? 有人形象地说是生物体内存在着的"生物钟"在执行调节任务。所谓"生物钟",其实质就是神经、激素及其他一些有调控功能的化学物质。人的作息为什么要有规律? 主要理由是,机体各器官的运转都需消耗能量,当各器官的运转熟练地形成习惯性的条件反射后,完成等量工作所消耗的能量就比未习惯时少,器官的磨损亦较小,其代谢功能的减退也小,衰老速度也相应放慢。如果个体的生活节奏被打乱,则各器官适应能力降低,即会破坏机体各器官之间的协调共济,失掉内在平衡,导致代谢紊乱,促进衰老。因此,每日的体育锻炼、饮食、工作、大便、休息等,基本上都应按照固定时间进行。一般来说,早起早睡,定时进食和定时大便,可及时排除肠内毒素,保持胃肠健康。工作和休息时间要合理安排,才能保持身体健康,精力旺盛,从而提高工作效率。

（2）饮食无节：正确的饮食习惯是均衡、定时、定量、细嚼慢咽、不暴饮暴食和不贪食、偏食。定时定量使胃肠消化功能形成条件反射，正常运转，免受伤害。细嚼可帮助消化，减少胃肠负担，慢咽可预防食物误入气管。不暴饮暴食和贪食，以免打乱胃肠的习惯性。勿偏食可以使吸收的营养互补，避免营养失调。良好的饮食习惯及合理的营养是保证身体健康、充满生机、延年益寿、预防疾病的重要措施。每日摄入足够的、比例合理的各种营养素，既不过多，也不过少。如营养过剩，可导致肥胖。肥胖是导致许多严重疾病的危险因素。例如，肥胖是冠心病的危险因素，脂肪在腰部以上开始堆积之日，就是发生糖尿病的危险增加之时，肥胖的人易患高血压和脑卒中。相反，营养摄入不足可导致营养不良，造成精神不振，疲乏无力，抵抗疾病能力下降等。要注意营养的合理搭配，除每日饮食中三大主要营养成分即糖类、脂肪、蛋白质外，应该注意矿物质和微量元素、维生素、纤维素及水的补充。饮食要有规律，每日不宜过饱，做到大饥不大食、大渴不大饮，以吃八九分饱为度，过饱会伤害肠胃。

（3）吸烟：吸烟对人体可以说是有百害而无一利。香烟的烟雾中含有 3,4-苯并芘，具有很强的致癌作用，因此吸烟者易患肺癌。吸烟还与口腔癌、咽癌和食管癌等相关。吸烟是心脏病的主要原因之一，并与慢性支气管炎、肺气肿和心血管病的发生和发展有一定的关系。近来有报告指出，吸烟中老年人的智力下降程度较从未吸烟者明显；每日吸一包烟者进入中老年后，黄斑老化的可能性

33

较不吸烟者高 2.5 倍,且对视力造成不良影响。香烟中的尼古丁可诱发尼古丁瘾,其成瘾的形成过程,与海洛因和可卡因等毒瘾的形成过程相似。因此,很多国家都在大力提倡戒烟,并采取一系列限制吸烟的措施。有人做过计算,每日吸一包香烟的人,一年中肺部受到的损伤相当于不吸烟者做 300 次 X 线胸透所受的损伤。如果吸过滤嘴的香烟,则会吸入大量来自过滤嘴的极细纤维,后者堆积在肺中,严重影响着肺功能,更容易诱发肺癌。近年来,被动吸烟的危害越来越受到人们的重视,其危害比人们原来想象的要严重得多。被动吸烟对人体的心血管系统危害最大。这是因为被动吸烟者的心血管不像经常吸烟者那样对香烟的有害成分有代偿能力,一旦吸入烟雾,血管壁就会受到损伤,使代谢废物在此处沉积。被动吸烟者比经常吸烟的人更容易产生血液黏度增高、血小板聚集乃至血栓形成。如此看来,为了自己和他人的健康,戒烟是最明智的选择。

(4)饮酒:过去有人认为少量饮酒使血管扩张,有利于促进血液循环,故宣称适量饮酒对身体有益。实际上并无科学定论,是商家宣传上的需要。世界卫生组织最近指出,饮酒没有"安全量",饮酒有损健康,并郑重声明,"少量饮酒有益健康的说法无根据,酒精是仅次于烟草的第二杀手"。过量饮酒,势必加重肝脏负担,导致代谢紊乱,最终酿成疾病。酒中的乙醛直接作用于肝细胞,可使蛋白质合成功能和胆汁分泌功能发生障碍。由于胆汁为肝内脂肪分解代谢所必需的物质,胆汁的分泌减少,可使脂肪蓄积在肝细胞内,形成脂肪肝。未能及时分解的酒精,还会经血液输送到人体各个部位,最严重的莫过于对中枢神经系统的毒害了。酒精对中枢神经有直接作用,最初表现为兴奋,可见心跳加快,言语多,判断力差;继而出现共济失调,行动障碍,语无伦次,轻举妄动,寻衅滋事,最终发展到中毒昏迷,甚至因呼吸中枢麻痹而死亡,这就是急性酒精中毒。长期大量饮酒可引起酒精性心肌病,引发心律失常、心力衰竭和促使酒精性精神病的发生。长期以来,饮酒对健康的危害被人们所忽视。在正式或非正式的交往场合,作为一种形式,偶尔饮酒,但不宜过量。如果作为一种嗜好,经常豪饮,则无疑会损害健康。

35

25. 导致衰老的环境因素有哪些

人是生存在自然界这个大环境中的,环境的状况如何,与人的健康和寿命有直接关系。在现代社会中,由于工业的发展,环境遭到污染的机会越来越多。各种废气,特别是城市中汽车排出的废气,工业排出的废水,各种废弃物和噪声,都直接威胁着人们的健康。这些物质可导致人体免疫和抗肿瘤能力下降,有的还具有直接的致癌作用。而有些中老年人往往在夜幕降临时,集中在被污染的场合运动、锻炼,运动时呼吸量又大大增加,会吸入大量有害气体,长此以往,难免有损健康。

26. 导致衰老的疾病因素有哪些

一般认为,真正的"无疾而终"是极为罕见的。疾病是影响人寿命的主要因素。绝大多数人是在饱受疾病折磨的情况下,加速了衰老的进程,这种情况称为病理性衰老或早衰。

随着年龄增长,人体器官发炎越来越多,如关节炎。患病的不只是关节,还有脑细胞、动脉壁、心瓣膜等。梗死和中风等也与炎症有关。许多自然的和人为的因素能引起基因突变。随着年龄增长,细胞"处理"机制越来越不规律,从而引起基因恶性退化变质。人体细胞里的线粒体,需要一定的化学物质来保证细胞的活力和清除细胞的毒素。如果这个过程减弱,心肌梗死、肌肉组织衰退、慢性疲劳、神经性疾病等就会发展。人体里的亿万个细胞正是有了激素,才能准确地同步工作。随着衰老,这种平衡变得不规则,从而引起各种疾病,包括抑郁症、骨质疏松、冠状动脉硬化等。人体通过细胞膜里的特殊管道,钙离子可以进出细胞。如果钙离子进出的通道遭到破坏,那就会导致脑细胞、心瓣膜、血管壁里积聚过多的钙,这些器官便开始衰老。人体为了产生能量,身体需要多种脂肪酸。随着年龄的增长,人体必需脂肪酸的量和品种开始不足,于是便出现心律失常、关节退化、容易疲劳、皮肤发干等症状。随着年龄的增长,人体胰腺渐渐枯竭,无法产生足够的消化酶,致使消化系统发生慢性功能不全症状。人体细胞内经常进行多种非消化酶的同步反应,年复一年,渐渐失去平衡。这种不平衡首先发生在脑部和肝脏,这是造成神经疾病或中毒性组织损伤的主要原因。人体在正常运转多年之后,其毛细血管的渗透性会遭到不同程度的破坏,这对大脑、眼睛和皮肤的影响最为明显。于是便会引起大中风、小中风、视力减退、出现皱纹等。给任何年龄的人们带来不少麻烦的自由基给已过中老年的人带来的麻烦更多。它影响许多生理过程的正常流向,从而加重身体负担,引起各种疾病。

27. 导致衰老的社会因素有哪些

社会因素对人类寿命影响很大,时代不同,医疗科技水平不同,生活条件不同,社会制度不同,人的寿命也不同。在原始社会中,由于生产力低下,人类在与自然界的斗争中,常常处于饥饿状态,更谈不上医药卫生条件,病死、饿死及意外死亡率很高,那时人的平均寿命只有18岁,随着社会的进步,奴隶社会人的平均寿命增长至20～30岁。在漫长的封建时代里,由于科学及文化落后,政治压迫及经济剥削、疾病和贫困等原因,人类平均寿命维持在40岁以下。随着社会的不断进步,科学的发展,物质生活和卫生条件的改善,人的寿命几乎增长了1倍,所以社会愈发展,人类寿命也相应地延长。

人生存在社会当中,无时无刻不受到社会因素的影响,经济、家庭、社会制度、职业、宗教信仰、意识形态、名利、荣誉,以及人与人之间的关系,随时都会给人以不同的刺激。大脑皮质首先受到各种各样的冲击,其次是各项生理功能受到不同程度的影响。退休的落寞、儿女的忙碌、失去老伴的痛苦、对新时代信息的匮乏,以及对社会保障的担忧等,总会让中老年人或多或少地情绪波动。

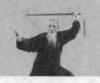

中医学认为，随着现代人的社会生活节奏加快，工作压力的加大，人际关系的复杂成为时代的社会特征，从中医体质辨识养生学的角度来看，如果没有较强的心理承受力和应变力，就十分容易引起心血暗耗、肝气郁结、肝阳上亢、脾气受损、肾精下泄等病理变化，从而导致早衰。

28. 运动是如何抗衰老的

科学的体育锻炼是挽救现代职业女性健康的积极手段，经过无数实践证明，运动锻炼具有增强人的体质、缓解压力、调节情绪、加强人际关系、改善中老年人的生理功能、健美体形、预防中老年慢性疾病、抗衰老等方面的重要作用。

情绪与健康的关系十分密切，早在 2 000 多年前，就有"哀乐失时，殃咎必至"的记载。运动锻炼可使人心情舒畅，精神愉快，能调节人的情绪，从而改善人的心情，忘记工作和生活中一些不愉快的事情、消除忧郁。如每日早晨伴着晨风、迎着朝阳，在鲜花、绿草和树丛中，跑步或打拳，能给人以身心的净化和升华，不但能防治疾病，增强生命活力，而且对人心理的改善是其他活动所不能比拟的。

随着社会的发展及生活节奏的加快，人与人之间的社会联系越来越少，如果一个人没有朋友只能陷入孤立、郁郁寡欢的困境，而运动锻炼却是一种增加人与人之间相互接触的好形式，在锻炼中，通过与他人的接触，可以共享锻炼的快乐，可以互相交流锻炼的体会，特别是性格内向的人则更需要积极参加运动锻炼,以增加与他人交往的机会,消除孤独感。

运动锻炼能延缓女性衰老,改变臃肿的体形,通过肌肉的活动,能塑造出优美的形体,使人保持良好的姿态。一些长年参加运动锻炼的女性,50～60岁还显得敏捷,身材挺拔、精神焕发、丰韵犹存。运动锻炼,可使血液循环加快,血液的载氧量增大,肌红蛋白、肌糖原增多;可以使肌肉变得结实,预防肌肉松弛;可以使骨密质增多,减少骨密质流失,预防中老年人的骨质疏松症;可以提高关节的稳固性和灵活性,减少关节的劳损;可以使韧带保持弹性,减少韧带的僵硬和老化;运动锻炼,能使心肌细胞获得更充足的氧气和营养供应,增加心脏的功能;能促进体内物质代谢过程,减少脂质在血管壁的沉积,保持血管壁的良好弹性,预防血管硬化;还能促进体内脂肪的消耗,起到减肥和降低血脂的作用;能改善中枢神经系统的功能,提高大脑的工作能力,活跃思维,提高神经细胞活动的灵活性及对刺激的反应能力;能促进食欲增加,提高消化能力;还能提高吸呼器官的功能,促使血液中含氧量增多,大大提高人体的耐力和健康水平。

39

人脑细胞有140亿～150亿个,30岁以后,每日以10万个细胞死亡的速度进行着,大约到60岁时,脑细胞数与20岁相比就减少了10%～30%,70～90岁时减少了20%～45%,质量减轻了160～200克。最明显的表现就是记忆力衰退,往往丢三忘四,注意力不易集中,兴奋与抑制的转化变慢,对外界事物的反应迟钝,协调性也差,

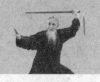

此时可出现与孩子时相同的脑电波。由于心肌的衰老，心搏力的下降，可使脑供血不足，脑血流量较年轻时下降了17％，所以中年人可产生失眠或嗜睡等脑细胞兴奋或抑制平衡失调的现象。神经传导速度也大大减慢，这就是为什么年轻人反应速度较中年人敏捷的缘故。

29. 如何交替运动抗衰老

运动有益于健康，这几乎是人人皆知的道理。但是，要使体育运动达到增强体质、抗衰老的目的，却要讲究运动的方法。理论和实践都显示，交替运动是使阴阳达到真正平衡的方法。

交替运动是欧美健康学家根据相对医学理论设计和提出的一种全新健身法，这种健身法具有简便易行的特点，随时随地都可以进行，它可以使人体各系统生理功能交替进行锻炼，是提高自我保健能力的一种新的理论和措施。

体力劳动者终年劳动，大脑的智力往往不能充分开发。脑力劳动者终年累月地伏案工作，其呼吸系统、循环系统及肌肉、关节的功能就远不如体力劳动者。所以，体力劳动者要进行脑力训练，而脑力劳动者要经常从事适当的体力劳动，这就是交替运动。平时，手活动多，脚活动少，要注意脚的活动，右手活动多，左手活动少，要特别注意左手增加活动，人总是向前走，坚持练倒退走，也是交替运动。

人体只有经常参加交替运动，人体的体质才能得到保证。交替运动可以有效地增强人体体质,起到既健身、防病、祛病,又提高工作效率、提高生活质量的双重作用。成年人的活动量通常开始变少,大脑和全身功能此时开始逐渐趋向老化,有意识地注意交替运动,显然更加需要。经常的交替运动,可以调整身心,可以改善和增进身心健康。有效地延缓大脑和全身器官老化过程,有着强身健身、防病治病的作用。交替运动主要包括如下几个方面。

(1)体脑交替:体力锻炼和脑力锻炼交替进行,不仅增强体力,而且可使脑力经久不衰。体脑交替要求人们一方面进行爬山、跑步、跳舞、打球等体力锻炼,另一方面要进行看书、背诵、写作、下棋等脑力锻炼。这样,不仅可以增强体力,而且还可以使脑力不衰。

(2)左右交替:要求人们右侧肢体和左侧肢体做交替活动。如果习惯于用右手,就应有意识地活动左手。手是外部的“脑”。如果你很少用左手,那么大部分右侧大脑皮质就会“荒芜”。左右交替要求人们右侧肢体和左侧肢体做交替运动。如果你是右手干活,建议你有机会就活动左手。不要看手小,一个大拇指在支配它的大脑皮质所占的区域几乎是整个大脑所占区域的 10 倍。很少用左手的人,他的大部分右侧大脑皮质任其荒芜着,反之亦然。

(3)上下交替:人们由于直立而形成的手足分工,无疑是一种进步,但也带来了消极作用。双足的精巧动作功能退化,支配双足的大脑皮质功能也退化,人的机动性、灵活性、敏捷性及对外界反应随之降低。因此,除坚持活动上肢外,特别是要经常活动一下脚趾,还可酌情做一些倒立动作,这样可以增强人的机敏性,减少心脑血管疾病的发生。

(4)前后交替:向前行走在人的大脑皮质已形成"定势",要尽力改变这一"定势"每日做些向后退的动作。这不仅使人的下肢关节灵活,思维敏捷,还可以防治某些腰腿痛,避免中老年后下肢动作不灵,行走不稳。

(5)倒立交替:科学证明,经常进行倒立交替(即头朝下脚朝上)运动,可改善血液循环,增强内脏功能,能使耳聪目明,记忆力增强。对癔症、意志消沉、心绪不宁等精神性疾病也有功效。

(6)走跑交替:这是人体移动方式的结合,更是体育锻炼的一种方法。做法是先走后跑,交替进行。走跑交替若能经常进行,可增强体质,增加腰背腿部的力量,对防止中老年"寒腿"、腰肌劳损、脊椎间盘突出症有良好的作用。

(7)胸、腹呼吸交替:一般人平时多采用轻松省力的胸式呼吸,腹式呼吸仅在剧烈运动下采用。专家认为,经常的胸、腹交替呼吸,有利于肺泡气体的交换,可以明显减少呼吸道疾病的发生,对中老年慢性支气管炎、肺气肿患者尤为有益。

(8)穿鞋、脱鞋走路交替:足底有着与内脏器官相联系的敏感区,赤足走路时,敏感区首先受到刺激,然后把信号传入相关的内脏器官和与内脏器官相关的大脑皮

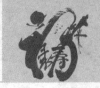

质,发挥人体内的协调作用,达到健身的目的。

此外,还有冷热交替锻炼及逻辑思维和形象思维的交替锻炼等,也可根据交替运动的原则,自己去设想创造,如能经常锻炼,人体的反馈、调节技能将大大提高,身心更加健康。

30. 如何动静结合抗衰老

人们一方面不断进行体力和脑力的活动锻炼,另一方面又要每日抽一定时间使体、脑都安静下来,全身肌肉放松,去除头脑中的一切杂念,使全身心得到休息,从而有利于调节全身的循环系统。

人到中老年以后,就不像青少年时代那样喜欢各种活动。如果再不能有意识地增加运动锻炼,身体活动量会越来越减少。现代社会物质生活水平提高了,生活方便了,"出门有车坐,入门饭到口"。对绝大多数中老年人来说,一日的运动量太少。长期缺乏运动,中老年人的新陈代谢变得更为缓慢,脂肪重新分布,脂肪大量堆积,容易过于肥胖,人变得大腹便便。这容易导致各种疾病,如冠心病、高血压病、糖尿病等。不能恰当地过好现代生活,不经常参加运动锻炼,会带来越来越多的现代"文明病"。人到中年以后,人体许多系统的功能开始减退,容易出现种种疾病。其中有不少疾病,如心脑血管疾病、骨关节病、骨质疏松等,运动太少是其重要原因。如果再不注意增加适当运动量,许多疾病不可能治愈,毛病会越来越严重,身体的素质和抗病能力也明显降低。

对于中老年人来说,适当的运动是必不可少的。否则,会加速器官的退行性病变。但人到中老年,形气衰少,精血俱耗,神气失养而不易守持于内,这就是说,中老年人的保健必须特别讲究动静结合。华佗说:"人体欲得劳动,但不当使极耳。动遥则欲气得消,血脉流通,病不得生,譬如户枢,终不朽也。"唐代医学家王冰则曰:"恬淡虚无,静也。法道清静,精气内持,故其气从,邪不能为害。"在动静结合的比例分配中,似乎中老年人更应把大多数时间放在静养上。正如清代曹庭栋在《老老恒言》中所指出的:"养静为摄生首务。"

　　在动的方面,中老年人宜做些养生功、太极拳、体操、慢跑、散步等锻炼,以及干一些力所能及的家务活。但活动量必须控制好,在时间上也不宜过长。有人调查长寿老年人,发现大多数都能生活自理,操持轻便家务。在风和日丽之时,喜欢漫步于街头巷尾、柳荫花丛。

　　关于静养,一方面需保持平时的心平气和、与世无争的心态,另一方面可采用静坐法。其方法是:摒除一切杂念,什么都不想,解衣宽带,从容入坐,可单盘膝或双盘膝。两手掌侧翻转朝上,右手背安置在左手心上,两手同时很自然地贴近小腹,并轻放在盘坐的腿足上面。此静坐可20～30分钟。静坐之关键在于"三调",即调身、调息、调心。

　　生命在于调节自身的生理平衡。轻微而适当的运动有助于健康长寿,剧烈运动只能催人早衰早逝。对3 500名已故的运动员的调查结果发现:其中有些人在40～50

岁就有心脏病，许多人寿命比普通人还要短。那些运动剧烈而过量的人，最易积劳成疾，运动员猝死的也不乏其人。据分析，剧烈运动最易造成无氧代谢，而无氧代谢有损于健康与长寿。

无氧代谢运动是指肌肉在没有持续氧气供给情况下的剧烈运动。典型的无氧代谢运动有100米和200米赛跑，以及高强度时间使用爆发力的运动，如跳高、跳远、举重和投掷等。在从事这些运动时，尽管人们的心脏和肺脏用尽全力增加对肌肉的氧气供应，仍无法满足急剧增加的四肢肌肉对氧气的需求，于是大脑、肝、肾和胃肠的血管都收缩，把血"挤"出来，供应四肢肌肉，而使这些脏器在运动中处于缺氧状态，十分有害于身体。

有氧代谢运动是在运动过程中，经过心肺的努力，加快呼吸与心跳，以满足肢体肌肉对氧气需求之增加，在运动中氧的供需呈动态平衡。有氧代谢运动是一种中强度的运动，是以训练身体耐力为目标的运动。不少人认为，只有运动后大汗淋漓、腰酸腿痛才过瘾，才有健身效果，这是完全错误的概念。

有氧代谢运动包括快步行走、慢跑、骑自行车、跳绳、扭秧歌、跳健身舞、滑冰、游泳等。有氧与无氧代谢运动的一个重要区别是运动量的大小。如何判断运动是否属于有氧代谢呢？心率快慢是衡量运动强度的标尺。古人养生之道就是调养生息，有劳有逸，有动有静，动与静两者不可偏废。只强调"生命在于运动"是不全面的。应当是"生命在于调节自身生理平衡"，而剧烈运动是无助于调节自身生理平衡的。

31. 如何散步抗衰老

古往今来,曾有多少伟人、学者以走路为保健延寿的良方。古人走路多是游历名山大川,既锻炼体魄,又陶冶性情,还可赏玩大自然的风光。走路为什么会起到健体强身的作用呢? 因为行走时,身体大部分骨骼、肌肉、韧带、神经和血管都参与了活动。因此,走路对人体的内脏、代谢、大脑都有良好的刺激作用。

散步很适合中老年人。散步是一种怡情舒怀的锻炼方式,漫步于原野,既可以呼吸清新空气,又可以放松心情,脱离紧张的工作和生活环境。散步,可以有效地调整中枢神经系统的兴奋与抑制过程,使大脑的兴奋与抑制两大活动得以协调、平衡。这样,便能有效地消除大脑和全身疲劳,起到养神舒心的作用。对于夜间睡眠不好,或者常有失眠的中老年人,睡前散散步,有助于安眠入睡,保证充分休息。散步是一种缓慢轻松的健身运动,能有效地提高身体体质。散步时两腿有节奏的交替动作,既锻炼了腿部肌肉功能,又促进腿部骨关节和全身的活动功能,是中年人运动的理想锻炼方式。散步的轻度活动,对于心脏血管功能,有明显的锻炼作用。散步的缓和运动,对于胃肠功能有良好促进。散步有助于胃肠道蠕动,有助于胃肠消化液分泌,对胃肠功能紊乱、便秘的中老年人,散步有利于大便畅通。散步或经常步行,能促进中老年人新陈代谢,改善糖代谢、脂肪代谢。经常散散步,还可以提高呼吸功能,提高呼吸道抗病能力。总之,散步对于改善全身功能状态很有益处。散步简单易行,不受条件时间限制,轻松舒展,安全有效,可以祛病延年,是十分理想的中老年人锻炼手段。

在大自然中散步要求身体消耗相当多的能量。每千米至少要消耗280～330千焦。定期散步既能降低血压,也能降低脉搏频率,这会减轻心脏负担并减少心肌的氧气消耗。因此,散步也是心血管病患者的理想运动方法,并有抗衰老的作用。

对于高龄、身体有病或者体质比较虚弱的老年人,更需要多注意,预防意外。希望通过散步运动收到较大锻炼效果,还需要注意步行速度。只有步行到达一定速度,散步效果才能更好一些,才能达到锻炼目的。

一般来说,散步以中速步行(每分钟60～90步)和快速步行(每分钟100步以上)效果较好。60岁以上健康人,步行速度应力求每分钟100步左右。每日坚持步行约1小时,一日总量约6000步。最佳运动量可以通过自我感觉是否良好作为标准。步行时,脉搏通常最高可以到达110～120次/分钟。经常"以步代车",多一点步行,也能收到散步锻炼效果。散步如同其他运动锻炼项目一样,需要适当的坚持。经常参加和坚持下去,才能收到较好的效果。

每周消耗84 000～16 400千焦热能的人,其寿命有望延长大约18个月。但在缺乏其他运动的情况下,这只有通过每周散步6～8小时来得到保证。散步带来长久持续的低中强度负荷,因此它是刚开始锻炼者理想的运动方式,特别是对锻炼少、体重过重和上了年纪的人来说是这样。

有人饭后不动或饭后一觉,以此为养身之道,其实,这样做有害于身体健康。饭后胃里容纳不少食物,依靠胃的蠕动进入十二指肠和小肠,并对食物不断的消化和吸收。饭后坐着休息,会使胃肠有压迫感。不利于胃肠消化吸收。饭后入睡更为不好,因为当人入睡时,人的基础代谢减慢,胃肠消化液和酶分泌量也相应减少,久而久之会造成胃肠道疾病或导致肥胖,如果饭后散步,既克服了上述不适现象也使精神悠闲愉快,对胃肠消化也有益。长期坚持下去,就可以减少胃肠道疾病。所以,饭后百步走,有益于健康长寿和抗衰老。

饭后百步走也要有个时间概念。人吃饭后,血液会大量流向胃肠道帮助消化,如果饭后马上散步,血液就会转而流向双腿"供能",这对于年轻人来说可能无大碍,但对于中老年人来说,就会产生一定的影响。随着年龄的增长,供血器官心脏和血管都会逐渐发生退行性改变,造成供血功能降低。当胃肠道及下肢都需要大量的血液供应时,势必加重心脏负担,给健康带来不利影响。所以,饭后最好休息片刻,再到户外散步。

患有慢性胃炎、消化性溃疡、胃下垂等的中老年人,如果饭后散步,会增加胃肠的震动,吃进去的食物对胃壁产生刺激,加重胃黏膜病变,造成溃疡面难以愈合。行走时,由于重力的作用,还可使患者胃下垂加重。因此,患有胃病的中老年人,不但饭后不宜散步,就连一般的走动也要减少,饭后应稍坐或躺一会儿再活动。

32. 如何光脚走路抗衰老

远古时期,人类都是赤脚生活的,随着社会的进步,人们开始穿鞋。穿鞋本是为保护脚,使之免受伤害,可过分依赖鞋反而使脚丧失了许多功能,甚至染上各类脚疾。喜欢赤脚走路就是想让脚恢复到最自然的状态。光脚的过程,就是多种快感的集合。同时,光脚走路也可以抗衰老。

衰老是一个受到遗传因素,环境和生活方式等多方面影响的极其复杂的综合过程。一些长寿者除了有长寿基因外,同时也受到环境和生活方式的影响。衰老是生命新陈代谢不可抗拒的自然规律,但疾病及衰老的速度并非与年龄成正比。

中医学认为,人体的五脏六腑在脚上都有相应的穴位,脚底是各经络起止的汇聚处,脚背、脚底、脚趾间汇集了很多穴位,脚掌上有无数的神经末梢与大脑相连,光脚走在地面上,可使这些穴位受到刺激,并通过经络传感到各个器官,具有协调脏腑、促进气血流畅、祛病疗疾、强身健体和增强人体免疫力等作用。

经常光脚走路可以直接按摩足底。中医学认为,足三里穴是胃经的合穴,所谓合穴就是全身经脉流注会合的穴位,全身气血不和或阳气虚衰引起的病症,尤其是胃经气血不和,敲打足三里穴都能够进行调整,可以治疗胃

49

痛、呕吐、腹胀、肠鸣、泻泄、便秘等胃肠道消化不良的病症。经常按摩足三里穴，还能防病健身、抗衰老，对各种常见的中老年病有很好的防治效果。

与穿鞋走路不同，赤脚走路似乎拉近了头脑与双脚的距离，你会突然发现长脚不仅仅是为了穿鞋。当脚掌一下下地"抚摸"大地时，你就会觉得土地是那么亲切，心中的烦恼全没了，穿鞋步行的疲劳一扫光。本来，是你的腿费力地带动你的脚，一步步往前挪。脱下鞋后，人走路变成了"脚"走路，原本被禁闭的脚一下子获得了生命力。光着的脚能感受到土地的硬度，与大地进行着最亲密又最热烈的交流。太阳的热能经过大地的吸收，带着不可计数的"养分"进入你的脚底，再到你的大腿，最后到达你的大脑，真舒服！你甚至暗暗希望这路长点，再长点。

赤脚走路不仅让人心情好，对人的身体也有许多好处。脚部血液循环的好坏与全身血液循环密切相关。赤脚走路能使足底肌肉、经络、韧带及神经末梢与地面的沙土、草地及不平整的卵石面接触、摩擦，进而通过神经传输刺激内脏器官及大脑皮质，达到强身健体的目的。赤脚走路还有利于足部汗液的分泌和蒸发，防止脚气。人体积存过多的静电对健康有害，经常赤脚走路能使多余的电以脚为导体得到释放，对人体有益。

脱掉笨重的鞋和厚实的袜子，脚就自由了、解放了，踩在地上就有了一种真实的质感。就是不走路，坐在椅子上将双脚悬空荡来荡去，感受到一阵阵微凉的风轻柔地从趾缝儿里钻来钻去，也是一种享受。光脚走路的过程,是让人的意识切割成了一个个只能用小得不能再小的时间单位来计量的"瞬间",每一个"瞬间"都会让人产生一种兴奋,体会到一份快乐。

经常光脚走路的人与从来没有或很少光脚走路的人相比,脚趾畸形的发病率要低得多,而且,双足的冷、热耐受力与运动灵活性可明显提高。光脚走路能改善脚跟部位的肌骨结构,预防脚跟骨刺和脚部骨骼变形。经常光脚行走还可防止足癣发生。

从物理生物学的角度看,人体时刻产生大量静电荷,如果穿胶鞋或化学合成材料制作的鞋子,人体相对处于一个封闭的环境中,电能就无法释放出来,致使身上积聚了大量的静电荷。长期如此,会使人变得体弱多病、腿脚酸胀,而经常光脚能使人体的电能平衡。中老年人光脚锻炼可选择草坪、沙滩、鹅卵石等场地,尽量避免在雨天或冷天进行,以免脚受凉而导致疾病。应注意,糖尿病患者不宜光脚走路。

33. 如何快步行走抗衰老

法国启蒙思想家伏尔泰早就说过,"生命在于运动"。古今中外,对运动重要性的认识是一致的,不可置疑。自然界运动的寿命也能说明此问题。家养动物的寿命一般要比野生动物短,如家兔寿命为 4～5 年,而野兔可达 15 年;家狗大约为 13 年,而牧羊狗可达 27 年;野猪也比家猪的寿命长 1 倍。有人用器官功能测定法,证明人体器官可使用 150 年之久。运动与不运动者相比较,其器官功

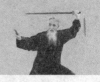

能前后相差 15 年,相比寿命,前者平均要长 5～10 年,甚至有相差 12 年的报道。研究结果表明,缺乏运动者的左心室压力低,易患心脏病,而运动者的心室压力强。人类衰老首先是从脚开始的,一个人的脚力弱,则寿命也会短。所以,以步当车,实在是中老年人延年益寿的一种好方法。

非洲有一个叫玛萨的民族,尽管他们常吃高脂肪食物,但却很少人有患心血管病,体力也很强。究其原因,原来他们生活中有快步行走的习惯。有人对世界长寿村的老年人进行过调查,发现他们大都是善于走路者。多运动,多走路,不仅使腰和腿的肌肉结实,双腿有力而灵活,而且会使全身器官功能得到锻炼,变得强壮。因为快步走步时,人体大部分肌肉骨骼都参加了活动。使血液循环加速,肺活量增加,肌肉的能量、物质代谢率提高,从而使人的肌肉发达,心肺功能改善,也减少了各种疾病的发生。

延缓人的衰老,首先要延缓脚的衰老。每日 10 分钟快步行走,不但对身体健康大有裨益,还能使消沉的意志一扫而光,保持精神愉快。因为人在行走时,肌肉系统犹如转动的泵,能把血液推送回心脏,而下肢是肌肉最多的部位,其作用最为重要。如果下肢行动过于软弱无力,就不能产生足够的推动力使心脏输送血液。快步走路比慢步走路更能锻炼身体,是因为它能促进血液循环,有利于提高氧气的消耗,增加心脏的起搏力度。所以,中老年人应积极参加力所能及的劳动,选择简单有效、容易坚持、适合自己身体情况的项目。

按照速度,时速在 3 000 米以内称散步,时速在 3 600 米称慢行,时速在 4 500 米则为快步行走。据此,快步行走 10 分钟应该为 1 000 米左右路程。每个月大步流星地走 6 次,每次 30 分钟,可以大大降低过早死亡的危险性。即便把遗传方面的因素考虑在内,这个方法也十分灵验。

与一天到晚坐着的人相比,快步行走者过早死亡的危险性要少 43%。多运动,多走路,不仅使腰和腿的肌肉结实,双腿有力而灵活,也会使全身器官功能得到锻炼,变得更强壮。

34. 如何打太极拳抗衰老

太极拳是在我国明末时期流行于民间的拳法,作为我国传统的健身运动项目,具有轻松、自然、舒展、柔和的特点。练拳时要求内功与外功相结合,意念锻炼、呼吸锻炼和肢体活动三者紧密结合。太极拳根据拳式特点和风格分为杨式、陈式、吴式、武式、孙式和简化太极拳 6 类,由于流派不同,其架式、风格和特点各有不同。太极拳的练功法是运动量、气血活动量大,而消耗量小的运动方法,是非常符合养身之道的,也是防治慢性病、恢复身体健康的良好药方。

太极拳是一种全身心运动,可以活动全身肌肉、关节,可促进中老年人机体的新陈代谢功能,特别是可以使腰腿得到锻炼,延缓骨骼的老化。随着年龄增长,人的骨骼出现老年性变化,肌肉肌腱与韧带的弹性也差了,通过太极拳的锻炼，可以有效提高中老年人脊柱的活动能力。练太极拳还能预防高血压、动脉硬化、肺气肿等慢性病，促进消化吸收功能，加速代谢过程。此外，太极拳还能调节神经系统功能，增进全身健康。

　　练习太极拳时能放松心境，特别适合平时易焦虑和过分紧张的人。练拳时凡俗事什么都不要想，这样练习一段时间，心态就会自然而然的安和下来。心安则神安，这样就阻断了忧郁的发生，这也就是古人所说的"恬淡虚无，病安从来"。太极拳有"松活弹抖震"的特点，特别适合平时运动量少的人，其动作一开始周身无有不随动之处，太极拳的"松活弹抖震"可有效地疏达全身郁气，通过锻炼使全身肌肉及其他组织气血充沛，推陈出新，不但对抗忧郁，而且对抗衰老。

　　常年坚持练太极拳的人普遍反映大腿粗壮了。大小腿肌肉群的高功能运动，使人体如同增加了许多小水泵，帮助心脏工作，即减轻了心脏负担，又有利于心血管系统的健康。由于太极拳重视人体下盘功力训练，有利于气血下行，调整人体上盛下衰状态，可防治血压高、易跌跤等病症，有抗衰老的功能。

　　中医学认为，人年过四十，肝肾易亏，犹如根枯而叶黄。浇水灌肥应从根部着手，滋肝补肾，乃是养生保健的秘诀。太极拳不但强调肢体放松，而且要求精神放松，使大脑抑制与兴奋相结合，有利于心态平衡。所以，针对当今生活方式，练习一种或几种太极拳和太极拳器械是一条非常可靠的健康之路。只要每日坚持练拳，就可以持久地保持身心平衡和动态平衡。中老年人打太极拳的功用表现在如下几个方面。

（1）增强体质，延缓体态的衰老。一般来说，人到 20 岁时，体力达到最高峰，到 50 岁时，维持一定水平，50 岁以后逐渐衰减。可是练太极拳的人，比不练拳的人体力衰减时间推迟 15 年左右。练拳者的握力比不练拳者大 32.8%，这说明练拳可延缓肌力衰退，直腿弯腰时手指或手掌能摸到地面的练拳者占 77%，而不练拳者只占 25%。这说明练拳能减少或推迟骨骼与韧带的硬化及钙化、保持关节的灵活。

（2）改善心、肺及消化功能，增强新陈代谢。心脏、肺脏和胃肠道是人体内三大重要器官，它们功能的强弱直接影响人的健康和寿命。

（3）提高机体抵抗力，练拳可治疗慢性疾病，如高血压病、高脂血症、动脉硬化、糖尿病、肺结核、慢性支气管炎等，有效率达 90% 以上，其中尤以对心血管病疗效最为明显。

（4）太极拳有轻松柔和、动作连贯均匀、体态圆活自然、上下协调完整的特点。因此，在操练太极拳时强调意识引导动作。就是说要放松全身肌肉，静下心来，把意识全都集中到动作中，气沉丹田，做到神为主帅，身为驱使，意动身随。要求在动中求静，以静御动，虽动犹静，意念集中。用太极拳的术语，称为"练意、练气、练身"。练太极拳不仅能增强体质，还能使中枢神经系统能得到调节，增强大脑的记忆能力，延缓脑细胞的衰老。

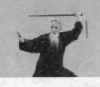

（5）太极拳运动可以充实人体"精、气、神"这3种生命活动的基本物质。中医学认为，太极拳的练腰，能加强肾的藏精、保精功能，并可调节内分泌系统。因此，通过太极拳锻炼，可治疗发育不良、腰腿酸软和体虚肾亏等病症。太极拳主张练气，所谓以意领气，气沉丹田，即腹式呼吸。通过腹式呼吸，能增强胃肠蠕动，促进消化吸收和排泄。同时又能扩大肺活量，促进血液循环和新陈代谢。因此，太极拳主张练意养神，以调整神经衰弱、健忘失眠、神志不宁等。

35. 如何动动手脚抗衰老

手脚灵活是健康的表现，经常动手动脚可以抗衰老。研究结果表明，手与大脑关系密切，中老年人多活动手指或刺激手掌，有利于延缓大脑衰老，对预防中老年痴呆症有一定帮助。具体做法如下：将小指向内折弯，再向后拨，反复做屈伸运动10次。揉捏小指根部正中，早晚各10次。双手十指交叉，用力相握，然后猛力拉开，对肌肉给予必要的刺激。刺激手掌中央，即从中指根部向手腕横纹垂直画一条线，用手指揉按刺激该线正中部位，连续揉按20次，既有助于血液循环，又对安定自主神经有效。常揉搓中指尖端，每次3分钟，这对大脑血液循环很有好处。上述5种手指运动方法可交替使用，每日选用2～3种。此外，中老年人应尽量利用各种机会活动手指，如双手转健身球、转核桃及弹钢琴等，这些都是不错的活动手指方法。

一、中老年养生要领

护脚操可在起床前和临睡前做，采用仰卧姿势进行。①蹬。双脚用力蹬脚后跟，然后脚尖上抬，一蹬一松做10次，拉伸韧带。②擦。两脚底相对，来回摩擦，使脚底有热感。③按。用擦热的脚底，交替按摩脚背和腿部侧面，使皮肤有热感。④弯。两脚并拢，十趾用力弯曲、松开，做10次，使通往脚趾的肺、大肠、心包、三焦等经络和微细血管受到刺激。⑤转。两脚并拢，脚尖左右转圈各10次。⑥捏。双腿跷二郎腿，用双手从髋部开始，前后、左右、上下来回捏到脚趾，疏通气血。⑦捶。轻握拳捶击脚底，重点是脚底中央的涌泉穴。⑧拍。用双手上下左右轻拍双腿，放松肌肉。

倒步走即倒退着走步。据有关研究结果表明，倒步走比正步走的氧气消耗高31％，心率快15％，血液中的乳酸含量也较高。因此，倒步走是减肥运动中最经济、收效最大的健身方法之一，且适合于各种年龄。倒步走由于可增强大腿后肌群和腰背部肌群的力量，因此还可以预防腰痛。据报道，倒步走还具有保健小脑的作用，有利于提高人体灵活性和协调性等的良好健身功能，是对中老年人非常有效、有益的锻炼方法。倒步走时上体自然正直，眼睛平视。右腿支撑，左腿屈膝后摆下落，前脚掌先着地后滚动到全脚着地，身体重心随之移至左腿时，右腿屈膝后摆下落，前脚掌先着地后滚动到全脚掌。两臂协同腿部动作自然摆动。步幅以一脚至两个脚长为宜。倒步走要选择没有障碍物的开阔而平坦的地方。中老年锻炼者倒步走的速度以每分钟45～60步为宜。锻炼者也

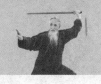

可根据自身情况加大或放慢速度,变速时可通过改变步频或步幅来获得。中老年人倒步走的距离长度一般为600～1 000米,也可根据自己的体力或健康状况制定。注意,采用这一练习最好是在家人的保护和帮助下进行。

从运动保健方面来说,倒着走主要能帮助人缓解腰痛的疾病。因为倒着走比较符合人体生理曲度,可以使颈部、腰部的紧张状态得到一定的松弛,在增强平衡能力的同时,还能加强腰肌的锻炼。对于正常人,倒着走更能起到强身健体的作用。倒走健身还有以下注意事项:首先,倒着走要有参照物。初练者身体先向前倾,走路时腿自然下落,小心地先用脚指头着地再过渡到全脚,重心要放在前面,这样即使稍微踩空了,也不会摔跟头。手臂要自然摆动,保持整体平衡。这样走可以强化腰腿肌肉,增强平衡,比正行耗氧多。其次,初练者应选择平坦的、人比较少的场地,最好是直道。一开始速度要慢,步子要小,走的时间要短。等练习的时间长了,次数多了,则可以尝试在弯道上行走,速度可以快一些,步子稍微放大一点,倒行的时间也可以适当延长一些。此外,在倒行已经很熟练的情况下,倒行者还可以加大难度,如上坡倒行,在水中和草地上倒行等。倒着走一定要量力而行,切不能盲目加压,致使身体不堪重负。

36. 如何做防老关节操抗衰老

运动医学研究发现,人体的衰老首先从四肢开始。经常地活动全身各个关节,有抗衰老作用。

一、中老年养生要领

(1)床上运动:①充分伸展四肢,即伸懒腰,然后移开被子、枕头。②仰卧,用力翘脚尖,抬头,目视脚尖,稍停,放松平卧。③仰卧,翘脚尖,抬头,眼看膝关节,同时,双手伸向膝关节,手按膝关节片刻后,放松平卧。④仰卧,翘脚尖,抬头,手臂在体侧交替触摸膝关节,然后放松平卧。⑤仰卧,翘脚尖,抬头,用右手触摸左膝关节;然后再用左手触摸右膝关节,尔后放松平卧。⑥仰卧,翘脚尖,抬头,手掌和手臂紧贴床面,缓慢地抬高大腿,屈膝,尽量压向胸部;先右后左,交替进行,重复数次,然后放松平卧。⑦俯卧,屈臂抱肘,前额枕在手臂上,下肢紧贴床面,同时将头与手臂尽可能抬高,稍停,放松。

(2)床边运动:①坐在床边,双脚着地,手臂缓慢垂直上举;左右交替,重复数次。②坐在床边,双脚着地,双手于体侧支撑在床上,然后抬腿,用膝关节触摸前额,先右后左,交替进行,重复数次。③坐在床边,双脚着地,两臂屈肘置于体侧,然后用力轮流快速向上、下、左、右、前5个方向做拳击动作,目光随拳头移动;注意做动作时,背部要挺直。④坐在床边,双脚着地,前臂放在大腿上,头下垂,两眼注视腹部,全身放松,做腹式呼吸运动。

(3)床下运动:①床前站立,双脚稍分开,左手臂经鼻前斜上举,目光随指尖移动,稍停,放下;左右交替,重复数次。②床前站立,双脚稍分开,肩关节向后做绕环运动;然后再反方向做;注意,做绕环运动时,身体应保持直立。③床前站立,双脚稍分开,双臂分开,以肩关节为轴,做旋转运动,幅度要大。④床前站立,双脚稍分开,轻摆

59

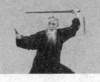

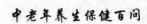

双臂,做高抬腿运动,左右交替,重复数次。

上述晨练动作,中老年人可根据自己的情况,调整运动速度和强度,也可以改变练习的顺序,即从床下到床上等。在晨练过程中应注意:尽可能使每个关节的活动达到最大幅度,每做完一个动作,应充分放松片刻,再做下一个动作,晨练中应随时调整呼吸,以不感到疲劳为度。

37. 日常生活中如何抗衰老

绝大多数人都不是真正的老死,而病死于70～80岁。所以,目前的"衰老"是一种"病"。目前,许多著名的科学家并不将衰老视为一个由于时光流逝所带来的必然结果,而是将它视为一种疾病——一种由于身体细胞在人的生命期中长期受到环境的冲击和伤害,引起身体逐渐缓慢地退化,并导致许多身体功能丧失的综合性疾病,也就是所谓的慢性病。与其他所有的疾病过程一样,衰老可以被延缓甚至逆转。因此,在日常生活中注意一些小问题,同样也可以抗衰老。

(1)洗脸时:用毛巾或双手搓擦按摩面部,向上推时稍稍用力,向下时轻轻带下,经常为之,可使面部皮肤红润而有光泽,减少皱纹,还可消除斑块,以及防治感冒。

(2)洗脚时:经常用温水浸泡双足,并用手搓擦按摩足底、足趾及足后跟,有祛湿固肾之功。亦可促进足部乃至整个下肢的血液循环,有助于安眠、降血压、醒脑明目。

(3)吃饭时:尽可能做到心情愉快,细嚼慢咽,以便多分泌唾液,可健脾益胃。唾液含有免疫物质及抗癌因子,可预防消化道恶性肿瘤。

(4)说笑时:经常保持微笑,可使胃口大开晚上有好梦。脸上皱纹出现的早晚与说话也有关系。如果说话时讲究语言美,心平气和,客客气气,不吵嘴,不骂街,就能延缓皱纹的出现。

(5)受气时:不妨独自破口大骂或大哭一场,将心中不快之气发泄出来。忍气吞声,积压怒与悲于心中,会使血压升高,有害身体。眼泪还是很强的杀菌剂,经大哭所分泌出的泪液,可杀死含在眼睛中的细菌。

(6)排便时:闭口咬齿,有强肾固齿之功;大小便后,收提前后阴数次,可固精益气,防治脱肛、痔疮;大小便不可强忍。

61

(7)坐着时:一不能久坐沙发,以免骨架松散,精神萎靡。二不能翘二郎腿,以防腿部血流不畅;静脉瘤、关节炎、神经痛、静脉血栓的患者,翘腿会使病情加重,尤其是腿长的人,很容易患静脉血栓。

(8)睡觉时:在睡前分别搓擦腰部和足心,可暖肾固腰,减少夜尿,帮助入眠;躺下后以手摩腹,可健脾助运,理气导滞,对防治腹泻、便秘皆有帮助。

(9)放下二郎腿:很多女人都喜欢翘二郎腿,但美国的一个医学研究机构却发起了"女人们,改掉翘二郎腿习惯"的活动。原因是长期翘二郎腿会造成腰椎与胸椎压力的分布不均,压迫神经,引起骨骼变形、弯腰驼背,而且还会妨碍腿部血液循环,影响新陈代谢的正常活动,容易产生疲惫感,造成身体尤其是皮肤与骨骼的早衰。

（10）每周吃一次鱼：鱼是大家公认的益寿食品。鱼肉中的蛋白质含量高达 25%～30%。其中的不饱和脂肪酸很丰富，它们对清理和软化血管、降低血脂及抗衰老都有好处。

38. 如何摆脱失眠抗衰老

失眠已成为中老年多发病，严重影响人类的寿命，目前我国 40% 的中老年人患有这一病症，由此诱发的多脏器疾病达 84 种。睡眠是人类重要的生理活动，占人生旅程的 1/3。睡眠好是身体健康的重要标志。由生理、心理、精神、性格及社会等因素造成的睡眠疾病，正在严重威胁着人类的健康。睡眠疾病包括失眠、打鼾（睡眠呼吸暂停综合征）、嗜睡等。我国有 20%～30% 的人群患有不同程度的失眠，中老年人更是高达 40%。失眠可诱发人体多脏器疾病，已经严重地危害了人类的健康，中老年人宜防治失眠，提高生命质量，抗衰老。

晚上失眠多梦带给人的危害是多方面的，有发生在身体内部的（如心脏、血管方面疾病），也有呈现在身体外部的。有数据显示，晚上失眠多梦、睡眠不足如果长期出现，除了会让人百病丛生外，还会加速衰老。特别是女性，由于生理、心理等因素，常常会受到睡不着、入睡浅、易醒、多梦等困扰。一到晚上就睡不好，第二日准是黑眼圈、脸色灰暗、容貌惨淡、疲态尽显。这时候进美容院美容，无论多贵的化妆品都不能改变容颜的衰老。不仅如此，如果失眠久了，各种身体内部的衰老问题也都会显露出来,如便秘、烦躁、经期不稳、更年期提前等。

　　长期睡眠不良或处于紧张状态,会使神经内分泌的应激调控系统被激活并逐渐衰竭而发生调节紊乱,注意力、专注力、精细操作能力、高智力思考及记忆力、学习效率及创造性思考力也会显著减退,这些也可以被视为是衰老的表现。即使是年轻力壮的年轻人,若长期每晚只睡4小时,也无可避免会遇到一些新陈代谢的问题而加快衰老。因此,人必须要努力保证高质量的睡眠,尽早解决晚上失眠多梦的问题,这除了能帮助机体获得良好的休息和充足的能量外,还关乎我们的容颜和躯体状态。

　　睡眠的好坏,与睡眠环境关系密切。在15℃～24℃的温度中,可获得安睡。冬季关门闭窗后吸烟留下的烟雾,以及逸漏的燃烧不全的煤气,也会使人不能安睡。在发射高频电离电磁辐射源附近居住、长期睡眠不好而非自身疾病所致者,最好迁徙他处居住。防止失眠的妙招如下。

　　(1)上床之前,应确保自己的情绪平稳,使人处于放松的状态之中,睡下之前,可做一些有助于放松自己大脑的活动。如果睡前想看一会儿电视,或听一会儿音乐,应避免将音量放得很大;如果有睡前看书的习惯,灯光则不要调得很亮。此外,做一会儿瑜伽功,或进行片刻沉思,都有助于放松。

　　(2)每日睡觉和起床的时间应尽可能固定,这样有利于身体内部的生物钟为睡觉和起床做好准备;卧室的温度不宜太高,室内的布置应以温馨为主调;如果床头放有夜光闹钟,则应将其置于视野之外。

(3)上床后,如果辗转反侧睡不着超过15分钟时,可以下床,做些有助于放松的事情,如读书;睡不着时,如果硬坚持躺在床上,只能使自己为不能很快入眠而备感着急,无助于入眠。

(4)锻炼可帮助睡得更好,但选择锻炼的时间非常重要,理想的锻炼时间为早晨;晚上锻炼反而会导致失眠,因为锻炼可导致体内的能量增加。

(5)晚饭不要吃得太多。对于那些不容易入眠的人,下午和晚上最好不要喝含有咖啡因的饮料;烟酒之类的东西也容易影响正常的睡眠功能,应当戒除。

(6)热水洗脚是利用水和热不断刺激皮肤神经末稍,通过中枢神经调节内脏器官功能,促进血液循环,加强新陈代谢,延缓人的衰老。中医学认为,人体五脏六腑在脚上都有相应的投影,脚上的60余个穴位与五脏六腑有着密切的关系,而人的失眠多梦及疾病的产生,都是脏腑功能失调后反映出来的阴阳偏衰或偏盛的状态。用热水洗脚,如同用艾条灸这些穴位,可起到促进气血运行,舒筋活络,颐养五脏六腑,使人体阴阳恢复平衡的作用,因而具有催眠和祛病健身的功效。研究结果表明,睡前用温水洗洗脚不仅有助于睡眠,还具有足浴的疗效。这是因为热水洗脚可使更多的血液流向下肢的末梢血管,并引起大脑血流量相对的减少,使人产生嗜睡感而易入眠。人的脚掌上密布着许多血管,用热水洗脚能使脚部毛细血管扩张,血液循环加快,供给脚部更多的养料,使腿脚新陈代谢旺盛。热水有温和的刺激作用,由于脚掌上无数神经末梢与大脑紧密相连,刺激脚心上的神经,可对大脑皮质产生抑制,使人感到脑部舒适轻松,不仅能加快入眠,使睡眠加深,还可有效地消除一天的疲劳。睡前洗脚要方法得当,水温以 42℃～45℃ 为宜,水深超过踝关节,脚浸没在热水中的时间不少于 5 分钟,同时双脚要不停地摩擦,出浴后要立即揩干,并用手掌在脚背、脚心处揉搓各 200 次。

39. 如何护肤抗衰老

当人体衰老时,皮肤的皮脂腺、汗腺功能衰退,汗液与皮脂排出减少,使皮肤渐失光泽而变得干燥。皮肤血液循环功能减退,难以补充皮肤必要的营养。在颜面的表现是肌肤枯瘪无泽,皮肤苍白或焦黑,弹性减弱,干燥粗糙,萎缩,皱纹增加。

65

中医学认为,衰老的主要原因是:①肾之精气虚衰,肾精是人体生长发育及各种功能活动的物质基础,其盛衰将导致面部荣华颓落等衰老现象。②脾胃虚损,脾胃为后天之本,脾胃虚损则生化之源不足,导致脏腑失养,人体不能正常生长发育,因而易衰老,皮肤、肌肉、五官失于濡养,可加速面部焦黑、肌肤松弛等颜衰状态。③其他脏腑亏虚或功能失调,如心肺气虚则运血无力,影响对五脏六腑及皮肤、肌肉的营养供给。肺气虚衰,宣发功能失常,还可致皮肤失充、卫外不固,皮肤干燥起屑,弹性减退,易受外邪,促使面容早衰。④各种诱因,如饮食失节、饮酒过度、劳逸失度、情志失畅等均可成为致病因素,引起人体气机失常,脏腑功能紊乱,导致早衰。

现代医学认为,面部老化是自然因素和非自然因素造成的:①自然因素,即自然衰老,从 40 岁开始,皮肤的老化即渐渐明显,但老化的程度因人而异。②非自然因素包括以下几方面的内容:一是健康因素,各种慢性消耗性疾病。二是精神因素,心情不畅,过度紧张。三是营养因素,营养失调或缺乏。四是生活习惯,起居无常、吸烟、劳逸不节等。五是环境因素,长期阳光暴晒,风吹雨淋等。六是内分泌因素,内分泌失调。七是皮肤保养不当,使用热水、碱性肥皂、洗烫、滥用化妆品和治疗皮肤病药物等。

抵抗皮肤衰老的保健方法分为内治法和外治法两类。内治法又分为中药内治和食疗。常用药物有黄芪、熟地黄、黄精、牛膝、附子、山茱萸、五味子等;膳食可用核桃仁、小红枣、杏仁等泡酒,或用淮山药、黑芝麻、大米、鲜牛奶等煮粥。外治法可用面部经穴按摩,针灸足三里、神阙穴,以及养生功疗法和外敷药膏等。

为了防止面部皮肤衰老,应保持乐观的情绪,清心寡欲,豁达大度;饮食营养均衡,适当进补;坚持运动,劳逸结合,保证睡眠;生活有规律,不吸烟酗酒;外出防晒,注意日常面部护理。

减少面部皱纹的方法很多,较常用的有指压法和养生功与按摩相结合的美容方法。指压法是一种能减少面部皱纹的简易美容方法,是在脸上选择合适的指压部位

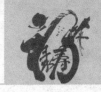

进行指压。脸上的指压部位很多,最常用、最有效的点有 6 个(左右各 3 个)。第一个点是在前额颞侧,眉梢外侧旁开二横指,再向上行四横指处。第二个点在颧骨下方偏内侧,与鼻孔平齐的颊部。第三个点在口角外侧,旁开一横指处。如坚持每日在这 3 个指压点上进行较轻缓指压 10～20 分钟,可以减少面部皱纹。养生功与按摩相结合的美容方法,对消除面部抬头纹、鱼尾纹、眼袋及保持颈部健美有一定的作用。具体方法如下。

(1)准备:练功者端坐于椅子的前 1/3 处,闭目,呼吸自然,双腿略宽于肩,松肩垂肘,双手掌心向下放于膝上,意守丹田;双手掌向内回收沿体前上升至额前,以劳宫穴对印堂穴,轻轻左右抖动双手至耳部出现热感。

(2)消除抬头纹:接上式,双手中、食指点按神庭穴,沿神庭穴下至印堂穴,缓缓向上向下旋转按揉至左右太阳穴,点按太阳穴,顺时针旋转 9 次。

(3)消除上眼袋:接上式,双手由太阳穴移至面前,双手中、食指分别点按左右丝竹空穴、攒竹穴;双手食指横置于眼球上,闭目,稍稍用力按压眼睑,做挑眉动作 9 次。

(4)消除下眼袋:用左右手食指分别点揉左右眼外眼角,然后由目外眦沿下眼睑向目内眦缓缓推进至睛明穴,点揉睛明穴。往返共做 9 次。

(5)消除鱼尾纹:右手食指按揉右眼内眼角,然后沿下眼睑横拉至四白穴,点按四白穴;向右上方稍稍用力将食指拉至距太阳穴 2 厘米处,顺时针旋转 9 次,沿耳前缓缓下落至颊车穴,点按颊车穴,同时尽力向上挑眼眉;左

67

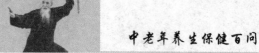

手沿左眼再做一遍,动作同右。

(6)巧防面部衰老:①鼓起左腮,用力呼气,使气流通过左嘴角呼出;再鼓起右腮,用力吹气,使气流通过右嘴角呼出,反复多次。②鼓起两腮,让气流左右往返滚动。③闭紧嘴唇,两腮用力鼓起,用食指按住嘴微张,再闭上,反复多次。④咬紧牙齿,嘴唇微张,再闭上,反复多次。⑤张大鼻孔,闭紧嘴唇,深吸气;两腮用力鼓起,深呼吸,使气流从双唇呼出,反复多次。

40. 如何在床上养生抗衰老

按人均每日睡眠 8 小时计,人的一生中要有 1/3 的历程在睡眠中度过。对睡好觉的意义,古人已做出过准确的评解:"养生之道,莫大于眠食"和"养生之诀,当以睡眠居先,睡能还精,睡能养气,睡能健脾益胃,睡能坚骨强筋。"因此,知晓些睡好觉、做好梦的知识,将能大大有益于抗衰老。

床的高度应以略高于人的膝盖为宜,以方便上下床活动。理想的铺垫物是在木板床上铺 9 厘米厚的棉垫,可使人体脊柱处于正常的生理状态,保证睡眠舒适。

颈部是人体最柔弱的器官之一,枕头太高或太低都会影响颈部肌肉的自然放松,日久天长还使肌肉韧带软组织失去张力和弹性,导致脖子发僵或患颈椎病,严重时甚至发生椎骨错位等疾病。一般来说,枕头高度在 9～15 厘米时易获得最佳睡眠。可选用菊花、茶叶、芦花、防风等当作枕心,也可用玉枕、磁性枕等保健枕,以起到清肝明目、饱满精神等作用。

中医学认为,夜晚人体阴气转盛而阳气内敛,屈曲如弓的卧姿有利于阳气的收敛,使肌肉筋膜完全放松,易于消除疲困;最好右侧卧,这种卧姿可减轻心脏负担,促进肝脏藏血功能和胃肠的顺利运行。被子质地以轻便、松软、保暖为宜,不可盖得太重太厚,否则会使身体处于一定的压力之下,有碍放松休息。睡眠时忌穿紧身衣裤,因为这同样会影响人体在松弛状态下睡眠,青少年还可能因此引发手淫、性梦等;女性的文胸也应除去,使乳房呈自然生长状态。

睡前应进行自我按摩,益处很多。如按摩头皮,可促进头皮血液循环,松弛神经,消除疲劳,改善头部营养和氧气的供应,对防治白发、脱发有良好效果;按摩脸部,有助于除去陈旧老化的角质层,加速新陈代谢,保持皮肤柔软光滑;按摩腹部,有助于胃肠消化及脂肪的代谢,预防腹部"发福"。每次按摩所用时间不多,积少成多必见佳效。

足部的穴位很多,每日晚上睡前用热水洗脚,可使足部的血管扩张,血液循环加快,能起到很好的保健作用,尤其是对于患有失眠和足部静脉曲张者,可减轻症状,易于入睡。俗话说"热水洗脚,如吃补药",是很有道理的。按人体生物钟的规律,入眠的最佳时间是晚上 22:00~23:00,早晨 5:00~6:00 则是生物钟的高潮时间,应及时起床。按此规律睡眠,可获得最佳的睡眠休息效果,长期坚持会使生活规律,代谢正常,有利于健康长寿。

在快节奏多信息的今天，人们总有干不完的事和想不完的问题。如果思虑过多，就会影响睡眠质量。故睡前不应过分用脑，以保证良好的睡眠和休息。人在夜间会因排尿、呼吸、出汗等失水而使血液黏稠度升高，故夜间、晨起前是脑栓塞发生的高危时间。因此，睡前饮杯水的作用非同小可，能改善血液黏稠度，减缓血管老化和动脉硬化的过程，保持血管的弹性，预防脑栓塞。床前也应备水，以便在夜间醒来和早晨起床时及时补充水分。

人的眼睛在白天使用频率很高，睡前最好能进行适当的按摩或做一会儿眼保健操。如用手指轻轻对眼角穴位做10～20次按摩，眼球左右上下旋转几十次；凝视自己的鼻尖和极目远望交替进行等，都会对眼睛的松弛和休息产生很好的作用，使眼睛明亮有神，延缓视力减退。

人每时每刻都在呼吸，睡眠时也不例外。所以，卧室应保持空气流通，就是在寒冬也不可紧闭门窗；特别是雨后和早晨空气比较新鲜，含有较高浓度的氧与负离子，污染物及尘土也少，此时开窗通气，大有益处。此外，可在卧室中放置一些夜间呼出氧气的仙人掌和能净化空气的吊兰等植物，也可装上通风扇，经常更换室内空气。

每晚平均睡约8小时，寿命最长。午饭半小时后睡午觉，可以预防冠心病。夜间睡觉时人体内分泌生长激素，生长激素既能促进青少年的生长发育，也可使中老年人抗衰老。睡到黎明前人体会分泌肾上腺皮质激素，这种激素有促进人体糖类的代谢和肌肉发育的功能。有的人晚上不睡白天睡，或凌晨才睡，这就将人体节律打乱了。交感神经与副交感神经的作用紊乱,会造成睡不好觉,或睡不着觉,从而出现一系列不良反应。长期睡眠不足会使人提前衰老,如头发脱落,面部失去光泽,肌肉松弛,眼睑失去拉力而致眼睛显小。还使皮肤变得颜色晦暗或苍白。睡不好觉,造成体内微循环不畅,皮肤细胞供给不足、代谢迟缓,使皮肤细胞衰老,甚至加深皮肤皱纹。这当中就有因睡眠不佳而影响内分泌功能,所造成的皮肤不好之因素。

41. 如何梳头养生抗衰老

中老年人多梳头发,有疏通气血、宣泄郁滞、通达阳气等作用。中医学认为:头是"诸阳之首"和"诸阳所会,百脉相通",人体的重要经脉和 40 余个大小穴位,以及 10 多处的特殊刺激区均聚于此。"发为血之余",常梳头可使头发根部血液循环加快,毛母角化细胞和毛母色素细胞得到充分的营养,使发根坚固,发色黑润,改善头发及颅内营养;能疏通经络和活血化瘀,具有平肝熄风、开窍宁神、耳聪目明、醒脑提神等养生保健作用。在用脑过度、感到疲乏时,梳头数分钟就会感到轻松舒适。常做梳头功,可以疏通血脉,改善头皮血液循环,黑发光泽,减少脱发;能降低血压,预防脑出血;还有提神健脑,消除疲劳,防止大脑衰退,增强记忆力和抗衰老等功效。

头发变得稀疏甚至快掉光发的中老年朋友们,可直接用手指代替梳子来"梳头"。"指梳"时,可由前发际慢慢梳向后发际,边梳边揉擦头皮。上述方法最好均以中

71

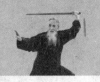

等力度和速度进行,一直梳至头皮微热为好,每次至少百几十下,早晚各1次,有时间的中老年人可在午睡前多做一次,但要长期坚持方有保健之效。

清晨到户外空气新鲜的地方,站立,两腿分开同肩宽,膝略屈,头正直,两眼平视,舌抵上腭,排除杂念,全身放松,自然呼吸。年老体弱者可取坐位。两掌心轻按前额,向下经鼻口擦至下颌,再转向后颈部,往上擦过头顶,回到前额,做36次。两手十指稍屈,自前额发际经头顶向后至后脑部,轻梳头皮;然后将两手向两边分开,梳两鬓头皮,经两耳上部至后脑部,做36次。

用梳子梳头,梳齿在头皮上轻轻划过时,就会使头皮的神经末梢受到刺激,从而调节头部的神经功能,松弛头部神经的紧张状态,促进血液循环。神经衰弱或由于失眠、思虑过度而引起神经性头痛的患者,每日用梳子轻轻刮几下头皮或梳头3~5分钟,有助于消除这些不良症状。这是因为梳子如同对头部的穴位进行了按摩,对大脑、耳、眼起了一定的保健作用,如果每日早晨梳头之后,再对某些穴位进行按摩,就会头脑清醒。头屑多的人,梳完头后可用篦子篦一篦。篦齿不要太密,免得头发受到强力牵拉造成脱发。

挑选梳子以牛角梳、木梳等不会产生静电的为佳,尼龙、塑料的梳子容易产生静电,对头发、皮肤有损伤,不宜使用,梳齿疏密适中,齿端不能太尖锐,且要时时保持梳子的清洁。洗发之前或大风的天气里,梳拢披散的头发时,使用粗纹的动物毛制成的梳子最好,既不会伤害头发,又能对头表皮起到按摩作用。

梳头要全头梳,不论头中间还是两侧都应该从额头的发际一直梳到颈后的发根处。首先,从梳开散乱的毛梢开始,用梳子毛梢轻贴头皮,慢慢地旋转着梳拢;用力要均匀,如用力过猛,会刺伤头皮;先从前额的发际向后梳,朝相反方向,再沿发际从后向前梳;然后,从左、右耳的上部分别向各自相反的方向进行梳理;最后,让头发向头的四周披散开来梳理。在梳头时,同时将身体向前屈或向后仰,以促进血液循环,这样效果会更好。一处每次梳5～6次,整个头发平均一天梳拢100下左右为最适宜。如果头发是干性的,梳的时候要多用些力,但绝不要让梳齿划破头皮;头发是油性的,梳的时候用力越小越好,如果用力太大,会刺激皮脂增加分泌。

借着梳头的动作,如果单纯只用梳子梳,并不能梳掉头发上的污垢,而让污垢转移地盘而已,它并没有离开你的头部。所以,应当把梳齿插进尼龙丝袜里往梳背梳上十多下,你会发现污垢点在尼龙丝上,那时另换一片干净的再梳,这样既可梳掉污垢,也可以保护梳子的清洁。有些人在梳齿间夹着棉花,但这并不比尼龙丝袜好用,因为脏了的棉花纤维,最容易留在头上。

有许多头皮病都是由梳子作为媒介传染的,因为污垢留在梳子上时间一久,会发生化学变化,所以梳子要勤洗。洗梳子的方法是先在肥皂水里浸上10分钟,然后用旧牙刷擦洗,洗过再用清水冲冲,然后插在筒子里或杯子里。如果发现梳齿弯曲不直,应当另换一把。

42. 如何揉耳养生抗衰老

耳朵,是人体五官之一,也是人体经络汇集之处。人体任何部位发生病变,都可通过经络反映到耳廓的相应部位上来。如果经常锻炼双耳,对局部按摩,拉引刺激,可促进血液、淋巴循环和组织间的代谢,调理人体各部及脏腑功能,达到健身强体的目的。

揉搓耳朵,有反馈性的激发人体的功能作用,可促使气血运行,调动人体的正气和抗病能力、免疫力、代谢力,从而维持人体的生理平衡。如经常揉搓耳朵,能缓解疲劳,增进食欲,改善睡眠,对眩晕、头痛、失眠等引起的疾病均有较好的治疗作用,并能调整人体的阴阳使之平衡,促进肾功能的恢复,强健身体,抗衰老,有利于健康长寿。常搓耳还能促进胆汁分泌,有利于胆囊收缩,防治胆结石、胆囊炎的发生和发展,又有促进血液循环,防治动脉硬化、冠心病、调整血压等作用。

按摩耳朵不但对耳鸣、头痛、眼花等有一定的疗效,而且能够起到"耳聪目明"的作用。除了人们在早晚洗脸时,注意按摩耳朵,平时空闲时也可以做耳朵按摩,方法很简单,具体方法如下。

(1)捏揉耳尖:用双手食、拇指肚捏、揉、抖耳尖端半分钟,有镇静、止痛、清脑等功能。

(2)揉耳廓:两手掌心对向太阳穴,按捏住耳廓,顺时针揉动 15 次,逆时针揉动 15 次。

(3)钻耳眼:两手食指分别轻轻插进两侧外耳孔,如同钻井打水一样,来回转动,注意用力要均匀,切勿损伤外耳道皮肤。

(4)捏弹耳垂:以双手食、拇指指腹,分别提揉双耳垂,先轻轻捏揉耳垂半分钟,使其发红发热,然后揪住耳垂向下拉,再放手,让耳垂回复原形,此法可促进血液循环、延缓老年性耳聋、减少耳鸣。

(5)掐痛点:如果患有疾病,可以用食指尖在耳朵上寻找一个敏感的疼痛点,然后用指尖掐捏,直到疼痛点有痛感为限,此时行穴位治疗,原来病痛处会减轻或感到不痛了。

(6)手摩耳轮:双手握成空拳,以食、拇指沿耳轮上下来回擦摩数十下,使至充血发热。此法有保肝、补肾等作用。

(7)按摩耳屏:以食、拇指肚夹耳屏(耳中心部),不分凹凸高低,按摩捏揉半分钟,重点按摩耳甲腔、耳甲艇,其属心、肺、呼吸道和消化、泌尿系统反射区;然后用双手中指插入耳道口,指肚向前对准屏内侧,顺逆时针旋转2～3圈后拔出,如此反复,具有调理气血、开九窍、益五脏、健美、抗衰老的功能。

右手绕过头顶,以食、拇指夹耳尖向上牵拉左耳36下,换左手同法。此法可提高免疫系统的功能,促进颌下腺、舌下腺的分泌,起到保护视力,减轻喉咙疼痛,防治慢性咽炎作用。用双手掌把耳朵由后面带动耳廓向前扫,紧接着再回过来时带动耳廓向后扫,此法可激活免疫系统的功能,增强抗病力,可醒脑、补肾、调合阴阳。

43. 如何加强眼保健抗衰老

眼睛是人体的重要器官,长时间的用眼,如看书、看电视和电脑,都可以引起眼睛的疲劳,全身疲乏,精神极度紧张,最终的结果就是视力下降,衰老开始出现。现代人常有视疲劳,如能坚持注意眼保健,在耄耋之年也仍将会眼清目明,这就可以抗衰老。

(1)瞪目:目视室内或室外某一与眼平行的目标,然后闭目瞬间,暗想留在脑际的视觉形象,重复3次。

(2)闭目:闭目养神1分钟,减轻视觉疲劳。

(3)摩面:单手摩面,重点在眉眼部位,摩至面部皮肤有微热感即可。

(4)搓头:用单手或双手的指腹搓揉发根,可使头脑清醒,眼目明亮。

(5)击鼓:用双手的指腹敲打,从前额至脑后发际。

(6)远眺:注视窗外蓝天白云或青山绿树,调节视力。

(7)眨眼:眼睛眨动几下,再闭目片刻,再突然睁大眼睛,重复几次。

(8)顾盼:头部不动,眼珠向左右眼角移动几次。

(9)后视:转颈回头,左右交替各向后看5次。

(10)转睛:晨醒后,在床上闭目转睛5次;晚上躺在床上后,先睁目后闭目各转眼珠5次。

(11)熨目:两掌相合摩擦,至手心发热,以掌熨贴两眼,并轻轻按压眼部5次。

(12)点穴:以食指指背第一关节处,重按眉目及眼周各 5 次,以有酸胀感为度。

(13)抹颈:以一手掌用力按住脑后颈部上端发际,自上而下抹几次。

44. 如何揉腹养生抗衰老

揉腹养生是一种比较适合中老年朋友们使用的自我保健方法,这种养生法在我国已经有几千年的历史了。中医学认为,揉腹可以使胃、肠、腹壁肌肉强健,增强消化液的分泌及肠胃的蠕动能力,促进血液循环,以利于食物的消化和营养的吸收,从而达到强身健体、抗衰老的目的。

一般可取仰卧位或坐位,先做数次深呼吸,以放松肌肉,排除杂念,然后将右手掌贴于脐部,左手掌放在右手背上,以脐部为中心,稍稍用力,做顺时针按揉,按摩的范围由小到大,再由大到小,连续按摩 50 次;再更换左右手位置,逆时针按揉 50 次,如此反复 3～5 次。

揉腹养生一般宜选择在夜间入睡前和早晨起床前进行,其揉法简便易行。揉腹时应取仰卧位,以右手掌按顺时针方向绕肚脐眼揉腹,先从肚脐眼开始转圈儿,一圈接一圈逐步扩大,直至揉遍全腹,揉时要用力适度,次数可多可少,数十遍之后,又换左手以相反的运转方向,揉数十遍。关键在于长年累月不间断,方能收奇效。

脾胃乃人之后天之本,内伤脾胃,百病由生。常以手揉腹是调理脾胃的重要方法。胃肠道黏膜本身,通过食物等机械性刺激也能产生前列腺素;经常揉腹可以刺激

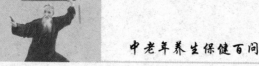

胃肠黏膜产生前列腺素,而前列腺素可阻止胃酸过量的分泌,这也许就是揉腹能预防胃肠溃疡发生的道理。

对患慢性肝炎非活动期而经常有肝区隐痛、腹胀不适的患者,可采用自我按摩肝区和腹部的方法来解除痛苦。只要每日坚持做2~8次,每次5~10分钟,就可以改善症状,以至于痊愈。经多人验证,确有治疗效果。经常便秘的人可以在早晨醒后和晚上睡前,仰卧床上,双腿蜷屈,用手顺时针方向旋转,按摩肚脐部位,每次按摩50~100次,多数患者在10次左右即可见效。

晚上入睡前仰卧床上,一边用手绕脐揉腹,一边默念计数。一般揉摩300~400次便有倦意。此时停下,很快即可入睡。俗话说:"人到四十五,肚皮往外鼓"。也就是说,人到中年往往开始发胖,特别是一些老年人,大腹便便,与年轻时的体态判若两人。这不仅对健康不利,还影响了体形的健美。揉腹减肥是一种营养性的自我锻炼,其方法是:取仰卧位,以肚脐为中心,用手旋摩30分钟,每日坚持1~2次。可起到去脂消油的作用,达到体态苗条的目的。如果遇胃、肠穿孔,腹部有急性炎症及恶性肿瘤患者,不宜揉腹。另外,揉腹时腹内若出现温热感、饥饿感,或有便意感觉及肠鸣、放屁等状况时,均属于揉腹所产生的正常反应,大可不必在意。

腹部是人体的重要部位,其内有胃、肠、肝、脾、肾和膀胱等重要脏器。这些器官功能的正常与否,直接影响人们的健康与寿命。中医学认为,"背为阳,腹为阴"。腹部是五脏六腑所居之处,不但有肝、脾、胃、胆、大肠、小

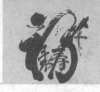

肠、肾、膀胱等脏器分布，而且有足阳明胃肠、足太阳脾经、足少阴肾经、足少阳胆经、足厥阴肝经和任脉等经脉通过，因而腹部被喻为"五脏六腑之宫城，阴阳气血之发源"。坚持揉腹能通和上下，分理阴阳，去旧纳新，充实五脏，祛外感之病邪，消内生之瘀痰。古人非常重视对脾胃的保健。他们认为，揉腹之法能通上下，分理阴阳，去旧生新，充实五脏，驱外感之诸邪，消内生之百症。补不足，泻有余，消长之道，有抗衰老之实效。

现代医学认为，坚持揉腹可促进腹部肌肉和胃肠道的血液与淋巴液循环，增强胃肠蠕动，增加消化液的分泌，从而有助于防治消化不良、胃炎、胃下垂、慢性结肠炎和便秘等疾病。另外，坚持揉腹还可消除积存在腹部的脂肪，有助于防治肥胖症、高血压病、糖尿病和冠心病等。

45. 如何自我按摩抗衰老

自我按摩养生法是流传在民间的养生保健方法。它的特点是简便易行，容易掌握，自我按摩而不需他人帮助。时常练习，不仅能养生保健，强身健体，抗衰老，还能防治一些常见病。自我保健按摩能促进血液循环，旺盛新陈代谢，疏经活络，宣通气血，解除肌肉痉挛，松弛血管和神经，解除疲劳，安神镇静，振奋精神，可防治神经衰弱、过度疲劳、肥胖、关节疼痛、消化不良、慢性支气管炎、肺气肿等。

（1）全身自我按摩：每日早晨或晚上都可以练此功法，站势或坐势均可。心平气和、全身放松后，按照下面的程序做一遍,每次为25～30分钟。①搓手。两手掌相对,用力搓摩,由慢到快,以搓到手掌发热发烫为止(36次左右)。②按摩头面。搓热手掌后,立即摩擦头面。左手摩擦左侧头面,右手摩擦右侧头面,两手掌分别从下颌开始推摩,向上摩擦脸,再向上经头顶,向下推摩至颈背部。如此推摩7～21次。按摩头面有改善头面血液循环、清脑醒神、明目、美颜等作用;按摩鼻梁有改善鼻黏膜的血液循环和新陈代谢,增强鼻黏膜上皮细胞的抵抗力,有预防感冒的作用。③按摩胸部。用右手掌按摩左胸,用左手掌按摩右胸,以乳房为中心,在胸部做环形摩擦7～12遍。先按摩左胸再按摩右胸,再用左手掌轻轻拍打右胸,用右手掌拍打左胸,由上至下,由腋下至胸骨,再由胸骨至腋下。按摩拍打胸部能放松胸部肌肉,促进血液循环,加深呼吸,促进排痰,适用于慢性支气管炎、肺气肿等,对预防感冒也有一定的作用。④按摩腹部。用手掌做轻微的按摩,以脐为中心,顺逆时针方向绕脐做环形按摩,各按摩24～36遍。腹部按摩具有理气宽中,加快胃肠蠕动,改善腹腔瘀血等作用,可防治消化不良、便秘、肠胀气、肥胖等病症。⑤按摩足底。先后按摩左右足底,每只足底按摩36～108次。按摩足底有改善血液循环、安神镇静、解除疲劳等作用。

(2)面部自我按摩:脸部按摩可抗衰老,其原理是通过按摩使皮肤的血液循环得到改善,促进皮肤的新陈代谢,使皮肤润释、充满活力。脸部按摩可以早晚各1次,先用洗面奶和温水将脸部洗净,再用冷水向脸上拍打数下，以刺激脸部血液循环，然后再做面部按摩，其目的是消除脸部肌肉的紧张，恢复肌肤的光泽。脸部按摩强调顺着肌肉的走向，皱纹与肌肉走向成直角，按摩时与皱纹成直角就是顺着肌肉的走向。也就是说，皱纹是横向，就往纵向按摩；皱纹是纵向，就往横向按摩。另外，脸部肌肉是从中心向外延伸，按摩也要从里向外，若来来回回按摩，与肌肉的走向相反，反而会导致皱纹的出现。按摩的手法要轻，至皮肤微微发热或有红晕即可。按摩事先要洗净脸，涂上按摩霜，这样省力，又滑润。按摩完后用热毛巾擦掉按摩霜，这样会感到舒服，并进一步增强按摩效果。如果皮肤有感染时，不要进行按摩。

（3）腿足自我按摩：①浴足。用热水泡脚，特别是用生姜或辣椒煎水洗脚，可较快地扩张人体呼吸道黏膜的毛细血管网，加快血液循环，从而使呼吸道黏膜内血液中的白细胞及时地消灭侵袭人体的细菌和病毒，使人体免受感染。②摩脚。洗脚后，双手搓热，轻揉搓相关部位或穴位，可全脚按摩，也可局部按摩，多摩涌泉穴（足心）或太冲穴（一、二足趾关节后）或太溪穴（内踝高点与跟腱之间凹陷处）。对头昏、失眠、厌食、面色晦暗、疲劳、高血压、便秘等有防治作用。③高抬贵脚。每日将双脚跷起2～3次，平或高于心脏，此时脚、腿部血液循环旺盛，下肢血液流回肺和心脏的速度加快，得到充分循环，头部可得到充足而新鲜的血液和氧，同时对脚部穴位、反射区也是一个良性刺激。④搓揉腿肚。以双手掌紧夹一侧小腿肚，边转动边搓揉，每侧揉动20次左右，然后以同法揉动另一条腿。此法能增强腿力。⑤扳足。取坐位,两腿伸直,低头,身体向前弯,以两手扳足趾和足踝关节各 20~30 次,能锻炼脚力,防止腿足软弱无力。⑥扭膝。两足平行靠拢,屈膝微向下蹲,双手放在膝盖上,膝部前后左右呈圆圈转动,先向左转,后向右转,各 20 次左右。可治下肢乏力、膝关节疼痛。⑦甩腿。一手扶物或扶墙,先向前甩动小腿,使脚尖向上跷起,然后向后甩动,使脚尖用力向后,脚面绷直,腿亦尽量伸直。在甩腿时,上身正直,两腿交换各甩数十次。此法可预防半身不遂、下肢萎缩无力及腿麻、小腿抽筋等。

46. 如何做小动作抗衰老

有些非常简单的小动作,只要每日坚持做,就能有效地抗衰老,具体方法如下。

(1)目要常转:经常转动眼珠,按摩眼眶。轻闭两眼,拇指微曲,用两侧指关节处轻擦两眼皮各 18 次,再用两大拇指背轻擦眼眉各 18 次;再轻闭两眼,眼球左右旋转各 18 次。能促进眼球和眼肌的活动,加速血液循环,防治目疾,增强视力。

(2)鼻要常擦:用两手大拇指指背,轻擦鼻两侧各 18 次,有预防感冒和治疗慢性鼻炎的作用。

(3)齿要常叩:思想集中,上下牙齿轻叩 36 次(不要用力相碰),叩齿可以刺激牙齿,改善牙齿和牙周围血液循环,保持牙齿坚固,预防牙病的发生。

(4)牙要常咬:排小便时,要咬牙齿,紧闭眉目,事后才睁开眼睛,放松牙齿,可以防治性欲减退等。

(5)丹田常擦:将两手搓热,先用左手手掌沿结肠蠕动方向绕脐做圆圈运动。即由右下腹开始做顺时针揉腹运动(擦丹田),如此周而复始 100 次;再将手搓热,用上法以右手擦丹田 100 次。擦丹田能增强内脏功能、调整内脏的活动。

(6)腰要常搓:先将两手互相搓热,以热手搓腰部两侧肾俞穴各 18 次,能促进腰部血液循环,消除腰肌疲劳,防治腰痛、痛经、闭经等。

(7)太阳穴常揉:每日用双手中指按太阳穴转圈揉动,顺揉七八圈,倒揉七八圈,反复做几次,这样不但能加快局部血液循环与新陈代谢、健脑提神、养目护耳、消除疲劳,而且对偏头痛等有较好的疗效。每日晨后睡前做,效果最佳。

(8)睡要宽身:睡觉时,要穿宽松的衣服,并放松裤带,可多做右侧卧;睡前如有条件可喝 1 杯牛奶,能使全身血脉流通,即刻进入梦乡。

(9)背要常暖:五脏皆系于脊背,经常温暖背部,不让它受寒,可防治感冒,健康少病。

(10)肩要常揉:以左手掌揉右肩 18 次,再以右手掌揉左肩 18 次,可促进血液循环,治疗和预防肩关节炎和肩周炎。

(11)足三里常按:足三里位于胫骨前缘外侧一横指,在膝盖骨下。用大拇指尖对准它,其余四指抱住腿。经常按它,可以祛病强身。

(12)涌泉常搓：用左手中、食指擦右足心 100 次，再用右手中、食指擦左足心 100 次，能调节心脏功能，治疗头目眩晕；用手心劳宫穴搓脚心涌泉穴，因劳宫是心经穴，涌泉是肾经穴，所以此法是"心肾相交"互导之法，具有水火相济、通调心肾、宁静心神、壮盛肾气的作用。还可用右手心搓左脚心，用左手心搓右脚心，各 30～50 次，早晚进行尤佳。

(13)津要常咽：用舌在口腔内上下牙齿外运转，左右各 18 次，生了唾液不要马上咽下，先将唾液鼓漱 36 次，然后用力咽下，可通百脉。分 3 口咽下，咽下时用思想诱导着唾液慢慢到丹田，使胃肠液分泌增强，改善消化功能，增进食欲，促进营养吸收。

(14)手要常握：经常运动手指(健身圈和球可以利用)，通过捏握、搓转，可锻炼手部肌肉，从而收到健脑增智之效，并疏通全身经络。

47. 如何拍打健身抗衰老

我国古代医学家在实践中创造出一套拍打健身法，其目的是促进血液循环，通经活络，以强筋健骨和增加局部肌肉营养，使肌肉更加发达，增强肌肉的抗病能力，从而起到强身健体的作用。配合其他锻炼方法、饮食调节，即可延寿强身。

(1)拍打头颈部：取站立或坐位，双目平视前方，全身放松。然后举起双臂，用手掌同时拍打头颈部，左手拍打左侧，右手拍打右侧，先从后颈开始，逐渐向上拍打，一直拍打到前额部，再从前额部向后拍打，直到后颈部。如此反复5～8次，可防治头部疾病。如头痛、头晕、头部不适时，拍打后会立即感到轻松，症状减轻或消失。经常行此法，还有延缓中年脑力衰退，增强记忆力的作用。

（2）拍打胸背部：取站立姿势，全身自然放松，冬天宜脱掉棉衣，然后双手半握拳，先用左手拍打右胸，再用右手拍打左胸，先由上至下，再由下至上，左右胸各拍打200次。拍打胸部后再拍打背部，手仍半握拳，然后用左手伸至头后去拍打右背部，右手拍打左背部，每侧各拍打100次。有助于减轻呼吸道及心血管疾病症状。同时，还可防治中年人肌肉萎缩，促进局部肌肉健康，增加肺活量，增强机体免疫力。

（3）拍打腰腹部：站立，全身放松，双手半握拳或手指平伸均匀，然后腰部自然而然地左右转动，随着转腰动作，两上肢也跟着甩动。当腰向右转动时，带动左上肢的手掌向右腹部拍打，同时右上肢及手背向左腰部拍打；腰部向左转动时，上肢再进行与腰部右转时的相反动作。如此反复转动，手掌有意识地拍打腰部与腹部，每侧拍打200余次。主要用来防治腰痛、腰酸、腹胀、便秘和消化不良等疾病，也可使腰肌灵活，防止扭腰岔气；劳累时拍打，可有舒服解乏的作用。

（4）拍打肩部：正坐在椅子上，用左手去拍打右肩，用右手去拍打左肩，每侧拍打100下。可防治肩痛、肩酸、肩周炎、中老年性关节僵硬等。治病时，拍打前可先涂一些外用药。

（5）拍打肢体：用左手拍打右上肢，用右手拍打左上肢；拍打时要周到，四周都要拍打，一般每侧拍打 100～200 次。可以防治肢体麻木，促进肌肉发育，延缓肌肉衰老，解除上肢的酸痛症状。拍打下肢时宜采用坐位，坐于椅子上，先拍打左腿，再拍打右腿，各 100 次。

48. 如何做腿、足部按摩抗衰老

人之有脚，犹似树之有根，树枯根先竭，人老脚先衰。足部又是人体脉络经穴的重要集中地，人体的十二长经脉中，有 6 条分布在足部。踝部以下有 66 个穴位，占全身穴位总数的 10%；人体的器官脏腑在足部均有对应的反射区。如果对足部进行保健，就可以防病强身。

俗话说，"人老足先衰，腿勤人长寿"。腿、足部灵活与否是衰老的重要标志，人到 45 岁以后，腿部肌肉逐渐松弛，应十分注意加强腿足活动锻炼，如步行、慢跑、骑车、踢毽子、跳绳、游泳、登高、爬楼梯、太极拳等运动，均可增强全身肌肉与关节灵活度，改善心脑微循环，提高免疫功能，延缓表皮衰老。

热水泡脚可使局部热能不断增加，起到促进气血运行，温煦脏腑的作用，故有健身防病之效；结合搓脚心的健身方法，能治疗高血压、神经衰弱、肾炎、腿脚麻木等疾病。这是由于搓脚心对大脑皮质有良好的刺激，能引起神经反射，脚心皮肤较薄，经搓擦毛细血管扩张，增强血液循环，促进新陈代谢，并改变脑部充血状态，使头脑轻松清醒，全身感到温暖和舒适。确实有健身防衰老的作用,尤其是中老年人经常搓脚心对心脏、腿和脚力更是有益无害的。

足三里穴在外膝眼下3寸,距胫骨前嵴1横指,在胫骨前肌上。取穴时,由外膝眼向下量4横指,在腓骨与胫骨之间,由胫骨旁开1横指,该处即是。足三里是抗衰老的有效穴位,在该穴处按摩,有着调节胃肠功能、补肾强筋、防病健身、抗衰延年的作用,对各种常见的中老年疾病有很好的防治效果,对于抗衰老延年益寿大有裨益。①端坐凳上,四指并拢,按放在小腿外侧,将拇指指端按放在足三里穴处,做按掐活动,一掐一松,连做36次,两侧交替进行。②端坐凳上,四指屈曲,按放在小腿外侧,将拇指指端按放在足三里穴处,做点按活动,一按一松,连做36次,两侧交替进行。③正身端坐,小腿略向前伸,使腿与凳保持约120°,食指按放在足三里穴上,移放中指在上面加压,两指一并用力,按揉足三里穴,连做1分钟,两侧交替进行。④正身端坐,小腿略向前伸,使腿与凳保持约120°,将拇指指端按放足三里穴处,力集中于指端,尽力按压,然后推拨该处筋肉,连做7次,两侧交替进行。⑤正身端坐,一腿前伸,两手掌张开,搓擦腿部,自上而下,搓擦至遍,两腿各搓擦1遍。按摩要有一定的力度,以局部有酸胀感为佳;按摩的同时可以配合艾灸,点燃艾条熏灼足三里穴,每日1次。

49. 如何按摩颈部抗衰老

"从脖子上可以寻找到女人的年龄"。的确,岁月留痕,当你的眼角仍保持细嫩的肤质时,颈部却已经显露了衰老的迹象。然而,很多女人在毫不吝啬地往脸上"堆砌"各类护肤品时,却忽视了对颈部的呵护。

颈部在人体的解剖学上是一个"多事三角区",组织结构较为薄弱,皮脂腺和汗腺的数量只有面部的1/3,由于油脂分泌较少,难以保持水分,所以更易产生皱纹。在日常的保养中,除了清洁和保湿外,还要避免脂肪沉积,否则会形成双下巴,导致皮肤松弛。如果出现了这种情况,可以选用一些除脂产品,并在涂护肤品时加以按摩。手法如下:颈前按摩两手由下而上,如果方向相反,由上往下按摩,不但会使皮肤下垂,还会加速衰老。颈后按摩则是在耳后附近,斜向下力度适中地按压。许多人在护理颈部的时候只注意颈前,却忘记颈后的护理,其实,如果颈后护理不当,产生的皱纹还会向前延伸。

日常护颈可以做颈部健美操。具体步骤是:①头部从左至右旋转,再反方向从右至左旋转。②双肘侧平举,双手握拳,一拳置于另一拳上,抵住下颏,做向前的低头动作,尽量克服双手的阻力。③将双手指尖放在颧骨上,用大拇指从下巴至两耳反复推拿下巴肌肉。每日练习15～25分钟,一段时间之后,颈部皮肤的弹性就会逐渐恢复了。

颈部皮肤纹理较深且横向,胶原细胞含量比较少,因而容易缺乏弹性,血红蛋白含量少令颈部暗沉及较黄。加上一天当中无数次地抬头、低头,还要承受头部的重量,颈部皮肤便容易老化和松弛。如果缺乏适当的护理,

25岁以后颈部皮肤很容易出现缺水、粗糙、暗黑、松弛和细纹。尤其是夏天空调房里空气干燥，颈部的保湿紧致护理更加关键，否则便会引发横向伸展的颈纹，老化不可逆转地到来。颈部一旦产生皱纹后，会随着年龄的增长而加深，它不仅无法掩饰，而且要想恢复到皱纹出现以前的那种弹性几乎是不可能的。

颈部按摩适合所有的女性。目的是舒缓肌肉，收紧颈纹，提升颈部轮廓。可将营养按摩霜涂抹在颈部，用斜向上至耳后的按摩手法来进行护理。两手由下而上按摩颈部。在耳后附近斜着向下以轻柔的力度做适中的按压，不会用力牵动皮肤。这种按摩与颈静脉血流的方向一致，可促进血液循环，减轻甚至消除面部水肿和颈部的酸痛，同时防止皱纹出现。同时，不忘记颈后的护理。因为颈后如果产生皱纹，皱纹便会向前伸延。因此，颈前和颈后的皮肤按摩护理需同时进行。

颈膜专门用于颈部，有高度的滋润和活力补充作用，能为肌肤及时补充水分和营养，改善干燥缺水的问题。还能重组弹力组织，使粉颈的曲线恢复平滑柔美。颈部主要问题是由于松弛造成的细纹，所以专业颈霜以紧致为主。颈膜要清爽，但提升和补水的功效要特别强。这是因为一旦油脂成分高，颈部皮肤难以吸收。

良好的日常生活习惯也可以预防颈部皱纹的产生。睡眠时，枕头过高会使颈部弯曲，容易产生皱纹，因此应选用低的枕头。风沙大、天气冷时，应围上围巾保暖，并防止皮肤干燥。紫外线强度高时，不要忘了在颈部涂上防晒霜。对于敏感型皮肤,尽量别穿透气性差的化纤衣服。长期从事文字工作或经常弯腰工作的女性,颈部容易产生皱纹,因此要特别注意坐姿,空闲时经常活动头部,以保持良好的血液循环,使皮肤更有弹性。

50. 如何做日光浴抗衰老

人是大自然中微小的一分子,除了要摄取必要的食物、水分、氧气等以供机体营养之外,更应置身于大自然中,采阳光雨露、天地之灵气,以强壮身体,抗衰老。时刻清洗我们机体上的尘埃。清洗五脏六腑的废气,清除体内的疲劳,驱除躲藏于我们肉体之中的病魔。

日光浴四季均可进行,但每日选择时间应因地区和季节有所不同。一般来说,选择气温在18℃～20℃时较为理想。最好在室外开阔处进行,时间不宜过久,可由开始的10分钟逐步增加至1～2小时为度。日光浴时酌情裸露身体,使皮肤直接接触阳光,且宜不断更换体位。地点以江湖、海滨、旷野、林间为佳。时间一般以气候的寒暑而定,夏季以早晨7:00和下午16:00～18:00最为适宜。春秋两季可在上午8:00～11:00和下午15:00～17:00进行,冬季天气冷,以暖和无风的11:00～14:00,在庭园进行。一般进行日光浴20～30分钟。事先准备睡椅、毛巾、草帽等。

日光疗法有3种常用方法:①背光浴。以日光照晒背部为主,也可适当转身。②面光浴。仰面对日坐定,让日光充分照晒面部,戴上墨镜或闭眼,当面部自觉热时,适当转身。③全身日光浴。不断变换体位进行日光浴，让身体各部都能接受日照。用于中老年人一般摄生健康，病后康复。

日光中的可见光，能使人感到舒适、愉快。日光疗法亦称"晒疗"或日光浴，就是利用太阳照射人体以治疗疾病，促进身心康复的方法。日光之于人体生命活动的重要性，古人早有认识，认为"火气之精为日"。"火气"即阳气，充分说明日光是阳气的精华。日光疗法是养生长寿的方法。《养生论》主张，"晒以朝阳"，指出日光疗法的最佳时间。清代《理论骈文》主张，"对日坐定"。徐灵胎则主张全身晒法。无论背晒或对日晒或全晒都须依据病情需要而定。日光疗法的作用机制主要以天时的阳气补人体之阳气。人体督脉行背脊正中，总督一身之阳经，故为阳脉之海，背日而照供日光直补督脉阳气，具有全身影响，尤其对脑、髓、肾精肾阴亏损者其补阳之效益彰。

日光浴，或多在室外活动，经常接受适度的日光照晒，是皮肤保健的重要措施。许多人有在冬季晒太阳的习惯，每日三五成群，一面交谈一面接受充足的日晒。一般来说，适度的日光照晒，可以使皮肤血管扩张，促进皮肤的新陈代谢以增进皮肤的功能，使皮肤红润健美。日光中的紫外线，还可以抑制和杀灭皮肤表面的微生物，有助于预防疾病。日晒还可以使皮脂和汗液的分泌增多，保持皮肤润泽，特别是皮肤干燥和柔弱的人更应接受适度的日晒。适度的日晒对皮肤的保健和人体健康都是有益的，应养成多在室外活动的习惯，进行充分的日光照晒。总之,经常接受日晒或进行日光浴,可以增进皮肤代谢,增强皮肤功能。能增加维生素 D 的合成和吸收,有助于骨的生长发育。日光中的紫外线可以杀灭皮肤上的病原微生物。久见风日,还可以使人堪耐寒热,不致发病。

夏季长时间的日晒,可以引起日晒皮炎,使皮肤潮红灼热干痛,也可以发生头晕、恶心、心悸、高热等全身症状,应注意防护避免强烈日晒。夏季需要在烈日下劳动和工作时应戴草帽,或在太阳伞或凉棚下工作,以避免日晒皮炎和中暑的发生。

人们生活中除注意要有充足的日晒外,夏季进行一些日光浴也是很有好处的。日光浴可在阳台、庭院、游泳池、海滨及野外进行,除头部及眼睛可戴帽子及太阳镜外,全身皮肤都要通过体位改变接受到日晒,日光浴在中午进行时间要短,日晒要适可而止,其他时间日晒可以长一些,几十分钟即可,一般不超过 1 小时,注意不要长时间的强烈日晒。疲劳和饥饿时都不要进行,因为疲劳和饥饿时身体适应能力低,容易受凉。

在太阳辐射线中,以紫外线对人体的作用最大。但紫外线在射向地面的途中,经大气中的尘埃、水滴等反射和吸收,到达地面时为数很少。所以,进行日光浴时,应当选在地势高,空气中尘埃、煤烟少,也就是日光中含紫外线较多的地方。

人体各部分对日光的耐受性不一样的。一般来说,眼睛和脑组织对阳光比较敏感。阳光中的红外线作用于皮肤时,能使局部体温升高达 40℃ 以上,因而形成红斑。

头部如在阳光下长时间照射,红外线可穿透颅骨,使脑组织的温度升高,脑组织呈现不同程度的充血、水肿,甚至出现瘀血点,使脑神经的功能发生障碍,从而可能引起头痛、头晕、耳鸣、眼花,严重者可昏倒呈昏睡状态,这就所谓的"日射病"。

眼睛在日光长时间直射下,几秒钟后就会羞明,流泪,结膜充血,视物模糊。所以,在进行日光浴时,最好戴草帽,保护头部。以免发生不良反应。如有条件,戴上暗色玻璃护目镜,就更好了。中老年病患者一般是不宜进行日光锻炼的,特别是有发热、心血管系统疾病、高血压或有出血倾向的慢性病患者,更不宜进行。患有顽固性皮肤病、关节病、神经痛等患者可以进行局部日光浴,非照部分可用白布遮敝,但也要配合医疗,最好在医生的指导下进行。

51. 如何休闲娱乐抗衰老

众所周知,休闲娱乐既能娱人心神,又能活动形体,是娱乐养生的一个好办法。研究结果表明,舞蹈可以改善中老年人身体健康状况,增加他们的幸福感,甚至可以抗衰老。国外的研究人员调查了数千名北爱尔兰和美国60岁以上的人,他们都是交谊舞爱好者,结果发现,舞蹈有助于中老年人长寿,让他们在享受欢乐的同时,还能拥有健康。舞蹈还能减轻老人们的孤独感,让他们认为自己并没有被这个社会遗弃,同时还能消减因衰老而带来的周身疼痛。此外,舞蹈还使老人们经常在一起,增进了

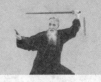

解和沟通

跳舞本身可以让人获得全身心的体力锻炼。研究结果表明,即使交谊舞中的慢步舞,其能量消耗为人处于安静状态下的 3～4 倍。跳舞时,舞蹈者要与音乐协调,必须要全神贯注,集中于音乐、舞步中,加上轻松愉快的音乐伴奏和迷人的灯光衬托,既是一种美的享受,更能让人陶醉其中。

跳舞是一种集运动和娱乐于一身的活动,它不仅能增进友谊,增加交流,还能促进身心健康。在跳舞时,悠扬的舞曲伴你翩翩起舞,乐曲的节奏使你充满活力。运动揉于音乐之中,音乐调配着运动。优美的轻音乐使人感到心旷神怡、悠然自得,不但使精神愉快,增加食欲,恢复体力,消除疲劳,有助睡眠,而且还能治疗许多疾病(如精神抑郁症等),并有明显的降低血压及减轻或治愈临床症状的作用。

实践证明,在紧张的劳动之余或晚餐后,安排适当的时间跳舞,可以减少消化不良、肥胖、痔疮、高血压和动脉硬化等病症的发生,能够促进大脑更好地休息,有益于夜间睡眠。美国一位学者认为,舞蹈运动是世界上最好的安定剂。这是因为适量跳舞能缓和神经肌肉的紧张,从而获得安神定志的效果。某些代谢性疾病患者通过跳舞可以得到防治。如跳舞可使糖尿病患者的血糖降低。跳舞需要全身活动,能加速周身血液循环,舒松关节肌肉,消除体力和脑力的疲劳。无论跳探戈、伦巴、华尔兹、迪斯科等何种形式,都必须挺胸收腹,头、颈、背、臂、腰、胯、腿、脚各部位联合协调运动，使动作挺而不僵，柔而不懈，实而不松，从而达到美的统一。跳舞中的跳动扭摆，使胸廓扩张，肺活量增加。腰臀的扭摆加强了腰腹肌的锻炼，增强了臀肌的弹性，提高腰背的灵活性和协调性，增加了盆腔和髋的柔软性，自由的舞姿给人以创造的天地，大幅度的动作可以充分舒展身体的各个部分。因此，跳舞不仅可使人们体型健美，还可使人体的神经、心血管、消化、泌尿生殖系统都得到充分的锻炼。适合中老年人的舞蹈以慢步和中步为好，快三少跳。并可根据自身的身体健康状况，选择适合自己锻炼的舞蹈。

　　音乐对人心理的影响可直接而迅速地表现出来，其对人生的影响也显而易见。一首节奏明快、悦耳动听的乐曲，会使人拂去心中的不快，乐而忘忧。此时，体内的神经体液系统处于最佳状态，从而达到调和内外、协调气血运行的效果。威武雄壮、高昂激越的乐曲，可使热血沸腾、激情满怀，产生积极向上的力量。而哀怨缠绵的乐曲，则会令人愁肠百结、伤心落泪。因而老人们在欣赏音乐时，应该选择那些高雅、曲调优美、节奏轻快舒缓的音乐，以达到消乏、怡情、养性的目的。

　　有人把书法、绘画比作"不练健身养生功的养生功锻炼"。首先，书法讲究意念，练习时必须平心静气、全神贯注、排除杂念，这与健身养生功的呼吸锻炼和意守有异曲同工之妙。其次，书法、绘画都讲究姿势，要求头端正、肩平齐、胸张背直、提肘悬腕，将全身的力量集中在上肢，这与健身养生功修炼的姿势极为接近。所不同的是，书画练习将身心锻炼寓于艺术娱乐活动之中，更能使人体验到创作后的欢乐和美的享受，因而书法、绘画又被人称为"艺术养生功"。

适合垂钓的地方多在郊外，经常到郊外去走走，本身就是一种锻炼。其次，水边河畔，空气异常清新，负离子含量高，让人感到悠悠然自得，心旷神怡，有利于人体的新陈代谢，能起到镇静、催眠、降压、减轻疲劳的作用。另外，垂钓时静等鱼儿上钩，则欢快轻松之情溢于言表，从而达到内无思虑之患，外无体疲之忧的最佳养生境界。

养花不仅可以美化环境，使人赏心悦目，花的香气还能起到灭菌、净化空气的作用。同时，鲜花释放的芳香，通过人的嗅觉神经传入大脑后，使人气顺意畅、血脉调和、怡然自得。对于养花人来说，看着自己精心培植的花草，枝繁叶茂，鲜花吐艳，会从中体验到使人陶醉的收获之乐。

旅游可以使人饱览大自然的奇异风光和历史、文化、习俗等人文景观，让人获得精神上的享受。同时，置身在异域的风景，呼吸一下清新的空气，让身心获得放松。

52. 如何药物养生抗衰老

在衰老机制的研究从整体水平、器官水平向细胞水平、分子水平深入发展的同时，抗衰老药物的研究和开发也蓬勃兴起。一些传统的保健抗衰老药物，经过运用现代科学技术方法的研究，提纯和精制，有了新的提高和突破。更有不少的保健抗衰老药物从理论探索、实验研究跨入临床应用阶段。

　　衰老是生物的基本内在特征，它涉及多系统、多器官功能和形态，以及对内外环境的适应力和机体代谢功能的下降，是一个十分复杂的生物学现象，也是一个不以人类意志为转移的自然规律。为了抗衰老，推迟衰老发生，延年益寿，人们最先想到的是用一种"长生不老药"来阻止衰老的发生，甚至要发明一种"返老还童"药来实现这种理想。

　　人类面临的是一个自然界博大的内外环境，有诸多的因素可以影响整体的衰老，所以在抗衰老药物学研究中必然涉及许多与药物学有关的领域，如衰老的生物学、生理学、生化学、病理学、免疫学、药理学、毒理学、形态学和中老年医学的研究。近年来，就是依靠这种学科之间的渗透性研究，使我国在中西医结合抗衰老方面有了重大的突破，筛选得到许多延缓抗衰有效的药物。由此可见，抗衰老药物学的概念应该是一个广义范围的研究领域，而不是纯粹从药物学角度着手。

　　抗衰老药物是一类以提高生命效率（生存时间与生命活力的总和）为最终目标的药物，从整体多途径、多层次和多阶段来发挥其调整功能。抗衰老药物学是由衰老生物学、中老年医学与经典药物学相互渗透后所产生出的一门新兴学科，它的研究范畴较为广泛。它们当中有：①抗衰老的化学合成药物，如抗氧化剂、抗氧化酶制剂、生化制剂、激素类药物、免疫调节药、促智药和微量元素类药物等。②抗衰老天然药物，如抗衰老植物学和动物

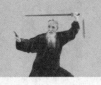

学。③抗衰老复方制剂,如抗衰老古方、抗衰老中药复方、抗衰老酒和茶制剂等。

在众多抗衰老药物中,有些被包含于食物成分内,有些就是机体内的正常代谢物或酶类,或者在化学结构、生物活性等方面与机体内的代谢物或酶类相似,它们常常影响酶的活性或参与体内生化代谢。因此,这类药物往往显示出生物活性高、预防治疗效果好、不良反应少等优点。其中有些药物如海马等,在古代就已经用于治疗某些疾病和保健抗衰老。有些药物如维生素制剂,用于防治各种维生素缺乏症,在临床应用也已多年。而有些药物如神经生长因子、脑蛋白水解物(脑活素)、蝮蛇抗栓酶等,则是近年来陆续研制开发,并应用于临床,治疗某些神经疾病、脑血管疾病和心血管疾病等,在改善疾病症状,延长机体寿命方面取得了较好的疗效。

衰老是生物体在生命周期中随着年龄增长而发生的全身各组织器官功能减退的过程,是机体各种生化反应的综合表现。抗衰老药物主要是抗衰老进程,推迟中老年疾病的到来,延长人类寿命,提高生命效率的药物。由于当今生物体衰老机制的研究进展很快,因此抗衰老药物的研究方法也不断丰富。可以养生抗衰老的药物如下。

(1)抗氧化剂:在正常的生物代谢过程中,人体细胞会产生多种自由基,如果自由基生成过多,没有被机体消除掉,则会导致细胞功能的严重受损,机体因而会逐渐衰老。抗氧化剂主要是消除人体过多的自由基,以减少其

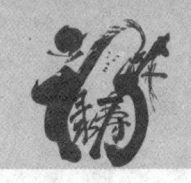

对人体细胞及细胞线粒体的损害，从而起到抗衰老的作用，常用药品有维生素 E、维生素 C、谷胱氧化酶等，但如果长期大剂量地使用这些药物，可引起很多不良反应。例如，长期过量地服用维生素 C，可产生以下不良反应：可引起腹泻、胃酸分泌过多，会增加尿中草酸盐的排泄，易使服者的肾脏和尿道中形成草酸盐结石。又如维生素 E，如果没有特殊疾病的情况下服用该药超过 6 个月，也可出现不良反应，如动脉硬化、冠心病等。

（2）单胺氧化酶抑制药：这是一种抗氧化酶，可提高使用者体内儿茶酚胺的含量，调节其神经系统的平衡，增强记忆力，常用的药物有福康宁、益康宁等。

（3）微量元素：是人体正常活动所必需的，其主要作用是，可促进多种酶的活性，调解人体的各种生理活动，从而抗衰老，如锰、锌、铜等微量元素都具有抗衰老的作用，目前国内常用的复方制剂如金施尔康、21 金维他等，但如果过多的补充，反而会引起人体生理的功能紊乱。

（4）免疫制剂：人体的免疫功能状态与衰老是密不可分的，正常情况下人体的免疫功能会随年龄的增长而逐渐减退，常用的免疫制剂有转移因子、免疫核糖核酸、银耳多糖、香菇多糖、卡介苗、白介素-2 等。

（5）脂褐素清除剂：随着人的年龄增长，脂褐素在人体内的沉积会逐渐增多，很多人在皮肤上出现老年斑，这是人体细胞衰老的基本特征，维生素 E 可使人体脑神经细胞中的脂褐素减少，从而延缓人的衰老。

（6）大脑功能促进药：人的大脑衰老的表现是记忆力

减退、健忘、反应迟钝等,大脑功能促进药的主要作用是能促进大脑的血液流动,改善脑神经细胞的营养,提高大脑的功能,延缓人的衰老,常用的大脑功能促进药有吡拉西坦(脑复康)、脑蛋白水解物、阿米三嗪萝巴新(都可喜)、石杉碱甲(哈伯因)、吡硫醇(脑复新)等。

53. 药物养生抗衰老要注意什么

(1)人体新陈代谢的残渣废物,随着年龄的增长而易于沉积,这些废物恰恰是衰老的基础。由于细胞基因的失控、胶原蛋白的老化、脂褐素的堆积、体细胞的突变等致衰老因素,无不与过分摄入高胆固醇、高蛋白、高营养物质密切相关,故不重视清除体内污染,单纯无节制地进补,并无益于抗衰老。

(2)要根据中医"辨证论补"的原则,明察体质虚实及病情的轻重,正确选择抗衰老药物的品种和用量,做到缺什么补什么,切忌滥用补剂。

(3)若自行选择品种,一定要了解该药物的适用范围、禁忌证及可能发生的不良反应等,以免误服和超剂量。

(4)服药期间要注意用药后的反应,如出现药疹、发热、恶心、呕吐、头晕等,应立即停药,找出原因后对症处理。

(5)服药期间要注意忌口,如服用人参、党参忌食萝卜,服用生地黄、何首乌忌食葱、蒜等。

(6)抗衰老不能光靠服用抗衰老药,还可采取食疗、体育锻炼、养生等措施。

(7)进补不等于抗衰老,单纯无节制地进补,无助于抗衰老,其关键在于清虚实。对于因实邪致虚致衰者,只有祛邪,元气才能恢复。故中医又有"以通为补""寓补于通"的说法,民间有人定期服用大黄等"过肠泻火"而达到抗衰延年之目的,便是极好的例证。

(8)中老年人服用抗衰老补益药,应从小剂量开始,要选用适合中老年人体质的药物,合理用药,达到"丝丝入扣",才能收到预期的药效。如果盲目地滥用,就会产生相反的结果。如长期大剂量的服用人参,可以产生烦躁不安、血压升高、水肿、失眠等不良反应。龟龄集对肾阳虚者很适宜,但五心烦热、阴虚的中老年人服用以后,可能引起鼻出血、痔出血等不良反应。

101

54. 如何巧用维生素养生抗衰老

维生素是维持机体健康所不能缺少的营养素,同时它还有抗衰防老和延年益寿的作用。人体衰老的征象之一是细胞膜的老化。由于自由基的侵害,当人体衰老时,机体破坏自由基的酶(如过氧化物歧化酶)活力大大降低。

维生素 E 能终止或降低脂质过氧化速率,有效地清除自由基,能稳定机体的各种生物膜。缺维生素 E 的动物,其溶血率可达 99%,而不缺维生素 E,则只有 5% 的溶血率。维生素 E 还能维持遗传物质的稳定性和神经系统的兴奋性,预防脑疲劳,促进脑活力;能调控前列腺素及环腺苷酸的合成,从而能调节代谢活力,使之有条不紊。具体地说,维生素 E 防衰老的作用表现在以下方面:①停止有毁坏细胞作用的游离基的链状化学反应。②阻止低密度脂蛋白胆固醇和其他破坏细胞脂肪的氧化。③预防心脏病和心肌梗死。④预防动脉栓塞。⑤提高免疫系统功能。⑥防止癌症发生和癌细胞的生长。⑦保护大脑免患退化性疾病。⑧缓解关节炎的症状。⑨推迟白内障的发生。⑩缓解暂时性行走障碍。

维生素 C 的抗衰老途径有以下方面:①降低血压。②降低胆固醇。③提高体内游离基的最强硬对手谷胱甘肽的含量。④防止不良的低密度脂蛋白胆固醇被毒化(腐败或氧化)而引起动脉栓塞。⑤清除动脉壁的脂肪积存。提高血管壁的强度,避免受损伤。⑥减少引起心脏病的血管痉挛。⑦提高免疫力。⑧减少哮喘、慢性支气管炎、肺炎及呼吸系统问题的出现。⑨通过击退游离基的攻击,防止牙龈疾病。⑩阻止游离基对眼睛的损伤,预防白内障和其他中老年眼病的发生。⑪阻止致癌物的形成,防止游离基对 DNA 的破坏,这是预防癌症的第一步。预防基因和病毒激活癌症的出现,保持免疫功能正常,延缓肿瘤的生长,每日 250～1 000 毫克的剂量被认为足以对付一般的衰老和中老年疾病的发生。

叶酸是存在于蔬菜和豆科植物的绿叶当中的一种重要的 B 族维生素,它的历史也很悠久。叶酸用处广泛,可以挽救退化的智力,还能帮助恢复良好的精神状态,防止和改善沮丧情绪并可以防治癌症。在人体的一些特别器官的细胞中,哪怕是轻微的或局部的叶酸缺乏,都会使人更容易受到癌症的伤害。叶酸缺乏毁坏动脉,引起心肌梗死和脑卒中。叶酸有助于保持中老年人的正常智力。精神病方面的症状,如记忆丧失、抑郁和痴呆,在低叶酸含量水平的人群中,特别是中老年人中十分常见。

　　维生素 B_6 又称吡哆辛。如果身体不能得到足够的维生素 B_6 ,人就更容易出现衰老的典型特征,主要是免疫系统功能下降,低落的精神状态,心脏健康会受到威胁,会患各种各样的传染病甚至癌症。①提高免疫系统功能。体内较低的维生素 B_6 含量会使免疫系统被大量残害,淋巴细胞的比例显著减少,②挽救血管。维生素 B_6 是和高半胱氨酸战斗的最主要角色,高半胱氨酸是新近发现的血管破坏者。维生素 B_6 是第二道防线。研究结果发现,血液中缺乏维生素 B_6 会使高半胱氨酸不断堆积,破坏动脉血管并引起心肌梗死和脑卒中。另有证据表明,维生素 B_6 同样可以防止血栓形成的危险。③改进大脑功能。在一项试验中,每日服用 20 毫克的维生素 B_6 ,3 个月之后,记忆力得到改善。足够的维生素 B_6 的使用可以延迟与年龄有关的记忆力衰退。

103

　　胡萝卜素抗衰老的作用是:①预防癌症的发生。②预防心脏病。③预防脑卒中。④刺激免疫系统功能的提高。

55. 如何巧用微量元素养生抗衰老

　　体内必需微量元素含量的变化可反映人体代谢功能

变化,也能反映人体衰老程度。人的一生中,许多必需微量元素的含量,以刚出生的婴儿为最高。由 1～10 岁逐渐下降,此后到 20 岁,维持到一定水平上,青年期后又逐渐下降,到 50～60 岁时降到了一个相当低的水平上,这时,人已经显示衰老了。

锌、硒等都可增强免疫力,适当补充可防止中老年人的正常免疫功能随年龄增长而下降,从而有利于防衰老。铜、锰、锌、硒等能有效地阻止人体内发生在任何器官的任何有机物(如蛋白质、脂类等)分子上的自由基反应,从而避免自由基的产生、生长,保持这些器官的正常功能。锌、锰、铜等都能以不同方式保持生物膜,避免因电离辐射、紫外线、缺氧及自由基等而引起生物膜的损失,从而对膜内物质的交换、信息传递、能量转换、神经刺激传导等许多重要生理活动起保护作用,发挥抗衰老作用。铜、硒、锰、钴等均与多种酶的活性有关,许多酶需要这些微量元素参与结构组成或激活。如果缺乏这些微量元素或微量元素间比例失调,则可影响酶的活性,导致机体功能的失常。

镁抗衰老的主要作用是:①保持骨骼结构的正常。②减少血管痉挛。③减少心绞痛。④阻止引起血栓的血小板黏附。⑤保持心律正常。⑥减少游离基的损害。如果没有足够的镁来保护人体细胞,人将面临更大早衰的危险。这样,你的心脏会过早地出现问题,更容易患心肌梗死;身体的胰岛素水平将变得不正常;骨骼将更容易断裂;更容易患慢性的高血压病。应该避免因为镁的缺乏

104

而冒早衰和早逝的危险。镁是一种保持青春的矿物质，对心脏特别有好处。即使镁的少量缺乏也会大大影响生命周期的长度和衰老速度。如果体内镁的含量水平长期达不到合适的标准，那么身体将发出一些早老的信号，如动脉栓塞、心律失常、心肌梗死、高血压、胰岛素排斥，甚至会导致糖尿病。

锌是人体生长发育不可缺少的微量元素，10 岁时肝中的锌浓度仅为出生时的 50%，铜仅为出生时的 1/3；铬，婴儿和 10 岁以下儿童，肝、肾中含量都很高，10～30 岁下降很快，此后一个相当长时间维持在一定水平。由于动脉粥样硬化与缺铬有密切关系，所以在动脉粥样硬化发病率高的美国，50 岁以上的人体铬含量比发展中国家的同龄人低得多。钼的情况有一些不同，20～30 岁青年人体钼含量达一生中最高峰，此后下降很快，30～40 岁的人肝中钼含量仅为青年时期的 50%，此后基本维持在这一水平上。研究结果发现，主动脉中的硅含量也随年龄增长而降低。人体必需元素含量随着年龄增长而下降，而非必需元素含量却随着年龄增长而升高。例如，中老年性痴呆症患者脑神经细胞核中铝的含量为健康人的 4 倍，给动物以大量铝时则出现衰老现象。每个人胸骨顶端的背后都有一个胸腺，它是在人的一生中指挥身体免疫系统工作的总管。不幸的是，人到中老年后，年轻时又大又强壮的胸腺开始萎缩，逐渐失去能力。这种萎缩开始于青春期，当你 60 岁时，胸腺只剩下残余的组织存在，身体则表现出免疫系统功能的迅速下降。胸腺的萎缩是

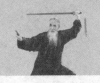

衰老最明显的征兆之一。由于没有一个活跃的胸腺，免疫系统的 T 细胞难以发育成熟以抵抗外来入侵，这时你更容易受到传染和感染。缺少 T 细胞的指挥，B 细胞产生抗体的能力就很不稳定。胸腺的缓慢衰退是不可逆转的和自然老化的结果，这种情况使得免疫力由于年龄的增加而衰退。中老年以后，胸腺因为不够活跃而开始逐渐萎缩。通过对身体重新注入遗失的锌，我们能够逆转免疫系统的时钟，使胸腺的工作效率重新恢复到年轻时代的状态。海产品中锌的含量最多，如带壳的水生动物特别是牡蛎，是目前所知最丰富的含锌食物。瘦肉也是锌的来源之一。谷类制品、坚果的含量也较高，但是它们同时还含有阻碍锌吸收的物质。对大多数人来说，改善锌缺乏状态和提高免疫力的日剂量仅仅需要 15～30 毫克。因此，人们没有理由和必要摄入过多的锌。在任何情况下，除非是遵照医嘱，每日不要摄入多于 50 毫克的锌。

铬抗衰老的主要作用是：①降低胰岛素、三酰甘油、胆固醇水平。②减少动脉栓塞和心脏病的危险。③使血糖含量恢复正常，减少从成年开始的糖尿病的危险。④阻止癌细胞的发展。⑤提高免疫系统功能。⑥增加能量。⑦使虚弱的身体强壮起来。⑧增加抗衰老激素的生成。⑨延长寿命。喜欢吃甜食的人会需要更多的铬。糖会毁坏人体从食物中获得的少量的铬，这会导致血液中胰岛素和糖分的增加，从而加速衰老的过程。铬缺乏所引起的不良后果通常被错误地认为是"正常衰老"。铬缺

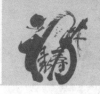

乏的形成是渐进的和细微的。"铬缺乏的征兆通常要在其开始数年之后才会出现"。大多数人认为这些情况是因为年老自然而然发生的。实际上,出现这些情况是因为食物中铬含量太少而糖含量太多,因此它们是可以预防的。服用铬可以避免随着年龄的增长,血液中胰岛素和糖的超量,这是隐藏着的危险,它会毁坏身体并缩短人的寿命。铬有助于在血糖和胰岛素造成不可逆转的损害之前使它们的含量恢复正常。铬并不是任何人都适用的特效药,但它对我们所有人来说,并不失为一个廉价的抗衰老药。

保肝有利于养生保健,而保肝则应多补充微量元素硒。适当多吃些富含硒的食品,有益于健康长寿,抗衰老。补硒保肝可选用富含硒的食品,如动物肝脏、牡蛎、瘦肉、紫皮蒜头、硒蛋及富硒茶等。硒又是一种很强的氧化剂,对细胞膜有一定的保护作用,并对维生素 A、维生素 C、维生素 E、维生素 K 的吸收和消耗进行调节,在机体代谢过程中占有重要地位。硒还可增强人体的抵抗力,对一些致癌物质有抵抗作用,对有毒金属镉、汞有清除作用。硒对心肌梗死和克山病等有防治功效。临床试验证明,肝炎患者补硒,能大大改善食欲缺乏、乏力、面色晦黯等症状,有利于早日康复。而硒缺乏可影响人体代谢,易引发心血管病和肿瘤等疾病。

56. 如何中医辨证调补抗衰老

中医学认为,衰老与中医的五脏虚损、气血阴阳不足密切相关,五脏中又以肾、心、脾虚为多,气血阴阳则以气、阳虚为多。有人提出"正虚夹瘀"是导致衰老的主要机制,认为血瘀在衰老进程中起着十分重要的作用,气虚血行无力必致瘀血产生。肾虚阳气不足则生寒,寒凝则血瘀。阴血不足,脉道枯涩亦导致血瘀,血瘀又进一步影响气的生化和运行,必致脏腑功能进一步衰退。故血瘀既是衰老的产物,也是加速衰老的重要因素,虚损与血瘀两者相互影响,促进衰老。

　　无论对衰老尤其是女性衰老进行防治,还是对其衰老性疾病进行治疗,均须在辨证的基础上进行,特别是正确运用脏腑辨证、气血辨证、八纲辨证等辨证方法。同时,要十分注意明确病位,即通过患者的病史、临床表现、体征,以及四诊的资料综合分析,推求其病位是在肝、在肾,还是在脾。明确了病位,才能有针对性地确定治法方药。此外,调补脏腑应根据脏腑的阴阳气血的盛衰及中老年人的生理特点来选用不同的调补方法。如滋肾补肾时,临证用药应注意滋阴不忘阳,补阳不忘阴。阴阳双补时要分清阴阳虚衰的主次关系而调之,或滋肾益阴佐以温肾助阳,或温肾助阳佐以滋肾益阴,可于温滋两法方药权宜择之。诚如《景岳全书》曰:"善补阳者,必于阴中求阳,则阳得阴助而生化无穷。善补阴者,必于阳中求阴,则阴得阳升而源泉不竭。"又如疏肝养肝,中老年人本来阴血亏虚,在进行疏肝理气时,不可过用香燥理气之品,以免更伤其阴血,而应尽量选用一些理气而不伤阴血的药物。同时,在养肝之阴血时,要考虑到女性易伤情志,特别是围绝经期的女性,多兼有情怀不舒,肝郁失疏的病理变化,所以还要适当配合少量疏肝理气之品。

气和血,是供养脏腑的物质基础,也是脏腑功能活动的产物。气为阳,血为阴,阴阳互根,气血相互资生、相互依存,在病理上往往相互影响。中老年人衰老或衰老性疾病过程中,无不涉及气血,在病变的不同阶段,都能反映出气血盛衰的不同变化。因此,防治女性衰老和治疗女性衰老性疾病,须注意辨气血,调气血。如气病有虚有实,虚证有气虚、气陷、气脱;实证有气滞、气逆。虚者治以补气、升提、固脱;实者治以理气、降逆。又如血病,一般可以概括为血虚、血热、血寒、血瘀、血溢。血虚为虚证;血热、血寒、血瘀为实证。血溢有虚有实,治疗虚者应补血养血;实者应凉血、散寒、化瘀。此外,临床调治女性衰老性疾病时,常须注意辨气分、血分。病在气分,多属气滞;病在血分,多属血瘀。而气滞日久又可导致血分瘀滞,形成瘀血阻滞,或气滞血瘀。临床用药须根据气分、血分的不同情况,分别运用理气化瘀之品。气滞血瘀者又应理气活血并用,但理气、活血之品不可过用,过则伤正气。总之,气血亏虚者当补,气血瘀滞者当疏,或补或疏,贵在用之得当。

标和本是一个相对的概念。它主要说明病变过程中矛盾的主次关系。女性衰老性疾病的病理性质多属本虚标实,正虚为本,邪实为标。本虚多属肝、脾、肾诸脏腑气血阴阳,以及津液的亏虚;标实多为气滞、血瘀、痰湿、水湿为患。因此,临床治疗应以补虚泻实(扶正祛邪)为原则。补虚扶正重在补脏腑气血阴阳,其中补肾滋肾,养肝健脾、补益气血均为常用方法;泻实祛邪多采用理气活血,祛湿化痰等法。值得注意的是,女性衰老性疾病过程中,如本虚为主时,要以补虚扶正为主;标实为主时,又要以泻实祛邪为主。虽然女性衰老性疾病以虚证为多,补虚扶正为治疗此类疾病的常用重要方法,但亦不可忽视泻实祛邪方法的使用。如属肝肾精血亏损较重者,应加血肉有情之品填补;如属虚实夹杂者,应以扶正与祛邪并用。或在分辨正虚与邪实主次的基础上,或以扶正为主,兼以祛邪;或以祛邪为主,兼以扶正。同时,女性衰老性疾病,多属慢性病,在运用补虚扶正时,一般不宜峻补、呆补或过于滋腻,而应以平补、清补为主,旨在恢复其脏腑功能,补益精髓。常选用部分味重的动物类滋补药,如阿胶、龟甲、鳖甲、鹿角胶、紫河车等。此时则应适当配用木香、砂仁等运脾之品。即使在运用泻实祛邪时,用药亦不宜峻猛,不宜过用破气、破血、攻痰、逐水之品,而应以泄实不忘虚,祛邪不伤正为原则,或辅以扶正之品。

　　脾胃为后天之本,气血生化之源。脾主运化,主升清,胃主受纳,主通降,一升一降,相辅相成。中老年人衰老或疾病过程中调补脾胃至为重要。由于女性初老期以肝之阴血亏虚为主,衰老期以肾之精血亏虚为主。初老期以补养肝之阴血为主,衰老期以补肾益精养血为要。在补益肝肾阴血、阴精时需在用药时注意调理脾胃,或配合运用健脾醒胃之品。因为脾胃功能情况直接影响气血的生化,而气血同源,精血同源,如脾胃功能良好,则不仅气血生化有源,而且能进一步转化为精血,填补肾之精血之不足,使衰老的程度减轻,速度减慢。反之,如脾胃功能较差,则气血生化不良,肾之精血亦得不到补充,则可加快衰老。因此,防治女性衰老和治疗衰老性疾病时,要时时顾护脾胃。一方面,在运用补益药时应根据脾胃功能的状态而选用适当的药物。另一方面,可配合运用健脾和胃药以帮助补益药充分吸收而发挥作用。同时,在防治疾病过程中,如采用祛邪法时,亦要注意保护胃气,不可过用攻下之品。

中老年人肝肾阴血不足常可影响到脾胃,出现脾阴不足或胃阴亏虚。脾阴虚者,当甘润养阴,配甘淡实脾之品;胃阴虚者当滋养胃阴。但须注意养阴不可过于滋腻,以免滞其胃气。同时不可过用苦寒之品,以免更伤阴液。

57. 如何合理进补养生抗衰老

"补"是与"缺"相对应的,也就是"缺"时才需要"补"。我国自古以来的多种补方,都是对缺与虚拟出的,因此有功效,有补益,有利于健康长寿,所以延用至今,不失为宝。而盲目进补者,不问自身虚实、盈缺,不辨某些保健品的真伪和不良反应,一味地跟着广告,跟着别人,补、补、补。人们不禁要问,那些盲目进补者究竟缺什么?大概最缺的应该是知识,是对自身负责的科学态度。有些厂商为了商业目的,不负责任地宣传,肆意夸大甚至歪曲其作用,让人眼花缭乱,激起人们的购买欲。人们吃亏就吃在轻信上,如果大家都相信科学,不要盲目跟着广告

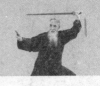

走,对什么事情都要多问几个为什么,避免上当受骗。对中老年人来说,适当服用一些滋补品,确实可以帮助增强体质,抗衰老和防治疾病。中老年人进补时,应当区分两种情况,一种是身体衰弱、有慢性病时的进补;一种是无病养身的进补。抗衰老药物毕竟不是食物,不能常吃,就是医食兼用的药用食物,也不是吃多就好,弄不好会"物极必反"。迷信补药,乱用抗衰老补药,不仅起不到应有的进补效果,反而会招致疾病,不利健康。

要弄清究竟是气虚、血虚还是阴虚、阳虚。气虚者,可选用补气药,如人参、党参、黄芪、山药等;血虚者,则选用补血的当归、阿胶、熟地黄、制何首乌、枸杞子、桂圆、动物肝等;阴虚者,可选用补阴药玉竹、麦冬、冬虫夏草、女贞子、山茱萸、百合、梨、鸭肉、蜂蜜等;阳虚者,多选用补阳药,如鹿茸、紫河车、肉苁蓉、淫羊藿、补骨脂、核桃、狗肉、羊肉等。由此可知,滋补药是各有所用,不能随便乱服。

无病养身的滋补,应根据自身体质、年龄、性别、生活环境、气候等情况,选择合适的滋补品。从时间、气候上来说,一年四季皆可补,但怎样选用合适的滋补品还是有学问的。春天,气候转暖,宜用平补之剂,目的是协助人体正气之生发,可选用红参、别直参、生晒参、太子参、党参等,以补益元气,但用量不宜太大。夏季,气候炎热,宜用清补剂,可选用玉竹、绿豆、百合、莲子等。秋天,风物干燥,宜滋润,以滋养为主,可选用党参、茯苓、生地黄、天冬、麦冬、沙参、莲藕、香蕉、银耳等。冬天,气候寒冷、人体热能消耗大，宜用温补，可选用人参、西洋参、枸杞子、何首乌、附子、杜仲、肉苁蓉、冬虫夏草、核桃、桂圆、大枣、银耳、鹿肉、狗肉、羊肉等。进补需要掌握如下原则。

(1)食物滋补是进补的基点：人们强调食补，用动植物食品补充人体营养素是最自然、最直接、最全面的滋补方法。凡天然的、绿色的食物是人类最好的滋补品。人类来源于大自然，还必须回归大自然，这才是健身养神、延年益寿的最基本方法。

(2)滋补应细水长流：只有坚持细水长流，日积月累才能逐渐得到效果，而不是一曝十寒所能奏效的。无论是补脏、补腑，均应当有针对性地少量长期进补。如糖尿病患者有乏力、四肢懒动，动则气急，每日嚼服生晒参2～3克，既可健脾益气，又能提高机体免疫力。

(3)辨证滋补无须贵重药：中医进补主要分两大类，一补脏，二补腑。而实五脏六腑无需一定要用贵重药，只要切实掌握平补、调补、清补、滋补、温补的原则，就能达到贵重药达不到的目的。如肾虚目涩证，每日嚼服枸杞子30粒，就能达到补肾和明目的目的。

(4)慎防误证进补：进补误证，不但达不到滋补的效果，反而可导致疾病。如患者大便不畅、机体消瘦、纳谷不香，只需用大黄制剂，就可使大便通畅、食欲增加，整个消化系统运转正常。如果进补误证使用鹿茸、冬虫夏草等名贵中药材，将会是雪上加霜，火上浇油，使病情加重，欲速而不达。

113

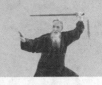

58. 更年期如何进补养生抗衰老

处于更年期的妇女切不可忽视饮食调养,因为这可从根本上调治女性更年期生理的变化。多数女性只要在这个时期注意饮食,再辅以一定药物,并进行适当体育锻炼,都会顺利地度过更年期的。

气虚体质之人,宜常用补气健脾的食物。因脾能益气,所以健脾是补气的主要方法。根据中医气血互生的道理,又可以补气为主,佐以养血。气虚常表现为容易疲倦,动则气短、多汗自汗、声音低微、食欲缺乏、消化不良、脏器下垂、大便溏薄、头面四肢水肿,脉弱无力,舌质淡和舌苔白等。常用补气食物有糯米、小米、黄米、大麦、黄豆、扁豆、栗子、山药、大枣、胡萝卜、刀豆、苹果、菠萝、牛肉、兔肉、羊肚、猪肚、鸡肉、黄鳝、鲢鱼等。食物中常结合使用的保健药物有花粉、蜂王浆、人参、党参、黄芪、太子参、茯苓、甘草、刺五加等。常用的药膳有黄芪炖鸡、人参蘑菇汤、山药大枣泥、茯苓煎饼等。

血虚者宜食健脾胃、养肝血之物。血虚常表现面色苍白,指甲、口唇、眼睑缺少血色,毛发稀疏脱落,须发早白、头晕、乏力,妇女月经量少及延期,脉搏微细。血象检查有红细胞、白细胞、血小板减少等。常用补血类食物有大枣、酸枣、胡萝卜、松子、荔枝、桂圆肉、红糖、桑椹、黑芝麻、猪瘦肉、火腿、猪肝、牛肝、羊肝、甲鱼、海参、干贝、鸭肫肝、乌骨鸡等。常结合使用的保健药物有当归、何首乌、熟地黄、阿胶等。常用的药膳有糖渍大枣、何首乌蜜膏、蜜饯桑椹、当归羊肉汤、海参木耳羹等。

　　阴虚体质之人，宜常用滋阴养液为主的食物。阴虚常表现午后低热或夜热早凉、怕热、手足心热、烦躁易怒、口唇樱红或颧红、口干咽痛、口渴喜冷饮、盗汗、月经先期、色暗量多、皮下出血，舌体瘦，舌质红嫩，舌苔光净，脉细数。常用的补阴类食物有梨、荸荠、西瓜、大白菜、甘蔗、百合、鲜藕、枸杞子、黑木耳、银耳、龟肉、蛤蜊肉、甲鱼、燕窝、猪肉皮、牛奶、羊奶、鸡蛋黄等。常结合使用的保健药物有生地黄、阿胶、麦冬、沙参、天冬、玄参、石斛、玉竹、女贞子、枸杞子等，常用的药膳有木耳银耳羹、燕窝粥、莲子百合粥、蜜饯百合秋梨、青蒿甲鱼等。

　　阳虚体质之人，宜温补阳气为主。阳虚除表现类似气虚征象外，尚有怕冷、四肢不温、喜热饮、体温偏低等。常用补阳类食物有核桃仁、黑枣、韭菜、干姜、桂皮、茴香、鹿肉、羊肉、狗肉、牛鞭、海虾、淡菜、鳗鱼、鹌鹑等。常结合使用的保健药物有人参、鹿茸、仙茅、附子、冬虫夏草、蛤蚧、雄蚕等。常用的药膳有黄酒炖核桃泥、韭菜炒海虾、冬虫夏草炖老鸡等。

115

59. 如何巧用穴位养生抗衰老

　　穴位学名腧穴。医学上指人体上可以针灸的部位，多为神经末梢密集或较粗的神经纤维经过的地方。研究结果发现，有些穴位与抗衰老直接相关。

　　人的寿命有长有短，有的人可活到八九十岁，有的人却英年早逝。究其原因，是因为后者没有充分利用自身

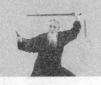

的"长寿资源"。专家认为，每个人都有两个"长寿穴"：一个是涌泉穴，另一个是足三里穴。若常"伺候"这两个穴位，有增精益髓、补肾壮阳、强筋壮骨之功。中医学认为，肾是主管生长发育和生殖的重要脏器，肾精充足就能发育正常，耳聪目明，思维敏捷，头发乌亮，性功能强盛。反之，则记忆力差，腰膝酸软，行走困难，性能力低下。涌泉穴位于足底，屈趾时凹陷处便是。每晚睡前，盘腿而坐，用手按摩或屈指点压双侧涌泉穴，力量以酸胀感觉为度，每次50～100下，若能长年坚持，自然会增强肾脏功能。

足三里穴位于外膝下10厘米，用自己的掌心盖住膝盖骨，五指朝下，中指尽处便是此穴。足三里是胃经的要穴。胃是人体"给养仓库"，消化、分解、吸收功能的好坏，对身体健康极为重要。常用艾灸足三里，不但能补脾健胃，促使饮食尽快消化吸收，增强人体免疫功能，扶正祛邪，还能消除疲劳，恢复体力，使人精神焕发，青春常驻。如果能每月用艾灸此穴10次，每次20分钟，便可活到100岁。若家中无艾，以指关节按压足三里，亦可达到同等效果。

中医学认为，每个人的生、长、壮、老均与"肾气"密切相关。针灸长寿穴具有明显的增补肾气作用。近年来，国内外专家研究针灸某些与肾、脑相通的穴位，通过经络的调节作用使大脑细胞活跃，改善脑部血液循环，从而使脑细胞营养充足，延缓大脑的衰老。研究结果表明，针刺能提高性激素水平，起到延年益寿的作用。尤其提高睾酮和人绒毛膜促性腺激素，调整丘脑-脑垂体-性腺之间的功能。由于体内性激素水平的变化，可影响脂类代谢，关系到动脉硬化、高血压病、冠心病、糖尿病等一系列疾病的发生。即随着睾酮水平下降和雌二醇的升高，上述疾病的发生率会大大增加。针灸对体内性激素水平的影响，将有助于防治心脑血管疾病。

研究结果表明，针灸对细胞免疫和体液免疫均有促进作用，同时还可以促使中老年人T细胞上升，增强人体的免疫功能及调节全身的内分泌功能，从而达到抗衰老的作用。针刺足三里、曲池、三阴交等穴，能促进胃肠更好地吸收微量元素，这是延年益寿的物质基础。微量元素锌、锰对人体免疫有着重要作用，尤其锌对人体健康和防衰老有着密切关系。研究结果表明，当锌、锰缺乏时可导致肾虚，而出现食欲减退、免疫功能低下、性功能减退等一系列衰老现象。针灸可以提高多种微量元素的吸收和调节体内微量元素的平衡，使肾气得以充实，人则生机勃勃，延年益寿。

上述长寿穴，可每周针灸1～2次，每年春、秋季各坚持3个月。足三里、合谷、涌泉、三阴交穴每日自我按摩、揉捏，每穴3～5分钟，坚持数月、数年为宜，必有抗衰老之作用。

四白穴位于人体面部，瞳孔直下，当眶下孔凹陷处。取穴时通常采用正坐或仰靠、仰卧姿势，四白穴位于人体面部，双眼平视时，瞳孔正中央下约2厘米处。指压该穴道，能提高眼睛功能，对于近视、色盲等眼部疾病很有疗效。随着电脑、网络等办公自动化系统的普及，工作的紧张、休息不足,容易导致眼部疲劳,视力疲劳。在感觉疲劳的时候,除了适当休息外,按摩四白穴进行刺激,也是舒缓疲劳的好方法。所谓"四白穴",就是"四方明亮"之意,通过对四白穴进行按摩,可以对缓解眼部肌肉疲劳,起到很好的保健作用,而且还可以缓解面部痉挛等病症。按压方法:使用双手的食指,略微用力进行按压。每次持续按压3秒钟,10次为1组。最佳刺激时间为早、中、晚各一组。

三阴交穴在小腿内侧,脚踝骨的最高点往上3寸处(自己的手横着放,约四根手指横着的宽度)。女性每日晚上17:00~19:00,肾经当令之时,用力按揉每条腿的三阴交穴各15分钟左右,能保养子宫和卵巢。促进任脉、督脉、冲脉的畅通。女性只要气血畅通,就会面色红润白里透红,睡眠踏实,皮肤和肌肉不垮不松。如果想在40岁之后,还要保持脸部和胸部不下垂。除了饮食要规律之外,还要经常在晚上21:00左右,三焦经当令之时,按揉左右腿的三阴交穴各20分钟健脾。女人脸上长斑、痘、皱纹,其实都与月经不调有关。只要每日晚上21:00~23:00,三焦经当令之时,按揉两条腿的三阴交穴各15分钟,就能调理月经,祛斑、祛痘、祛皱。不过,要坚持才有效果,坚持每日按揉,按揉1个月之后,才能看得到效果。三阴交是一个大补穴,能补气补血,提升女性的性欲,重温浪漫人生。每日晚上17:00~19:00,肾经当令之时,按揉三阴交穴,提升性欲的效果最好,坚持1个月,定能收到你想要的效果。每日中午11:00,脾经当令之时,按揉左右腿的三阴交穴各 20 分钟,能把身体里面的湿气、浊气、毒素都给排出去。皮肤之所以发生过敏、长湿疹、荨麻疹、皮炎等毛病,都是体内的湿气、浊气、毒素在捣乱。只要按揉三阴交穴,把这些讨厌的调皮鬼赶出去,不出一个半月,皮肤就能恢复光洁细腻,干净无暇了。血压过高或过低者,每日中午 11:00～13:00,心经当令之时,用力按揉两条腿的三阴交穴各 20 分钟,坚持 2～3 个月,能把血压调理至正常值。另外,三阴交穴还能调治脾胃虚弱、消化不良、腹胀腹泻、白带过多、子宫下垂、全身水肿、眼袋水肿、小便不利、脚气、失眠等病症。

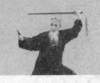

二、春季养生

60. 春季如何养生保健

春季,人体阳气顺应自然,向上向外疏发,因此要注意保护体内的阳气,凡有损阳气的情况都应避免。春天气候多变,时寒时暖,同时人体皮表疏松,对外界的抵抗能力减弱,所以春天到来之时不要一下子就脱去厚衣服,尤其是中老年人和体质虚弱者。春季饮食宜选用辛、甘、微温之品。春季饮食应避免吃油腻生冷之物,多吃富含 B 族维生素的食物和新鲜蔬菜。

春气内应肝,阳气升发,肝气、肝火易随春气上升,而肝阳旺盛,易导致高血压、眩晕、肝炎等疾病。肝气旺盛也使得人的精神情绪随之高昂亢进,有些人对春天气候的变化无法适应,易引发精神疾病。因此,春天应保持乐观开朗的情绪,以使肝气顺达,起到防病保健的作用。要力戒动怒,更不要心情抑郁,要做到心胸宽阔,豁达乐观;身体要放松,要舒坦自然,充满生机。

入春以后可以到空气清新的大自然中去跑步、打拳、做操、散步、打球、放风筝,让机体吐故纳新,使筋骨得到舒展。春季经常参加锻炼的人,抗病能力强、不易疲劳。春天到来,天气转暖,致病的细菌、病毒等也繁殖迅速,因而传染病最容易发生。患有高血压、心脏病的中老年人,更应注意防寒保暖,以预防脑卒中、心肌梗死等疾病的

二、春季养生

发生。

61. 中老年人春季如何防病

万物苏醒的春天,温暖的气息、骤冷骤热的温差、春寒的突袭,让许多病菌蠢蠢欲动,春天特别容易发生呼吸道疾病。呼吸道疾病最大的危害是引发并发症,如气管炎、支气管炎、肺气肿、肺心病等,治疗不及时甚至会危及生命。预防呼吸道疾病应保持室内空气湿度,可在室内晾湿衣服、使用加湿器等。

关节炎往往受寒冷刺激而发病。特别是曾经骨折或有外伤史的中老年人应注意。早春气候多变,关节组织往往随气候改变而收缩和松弛,容易造成关节酸痛。患者要注意保暖,适当按摩患部,以使局部血流畅通。

春寒会使血管收缩加强,易引发心脑血管疾病,导致冠心病和脑卒中,诱发心绞痛或心肌梗死,对中老年人的危害相当大。中老年人在春季要尽可能保持身体的恒温。最好做一次全身体检,尤其要经常测量血压,在气温骤降时要减少户外活动。

温暖的气候,为肠道传染病的发生和流行创造了良好的环境,如甲型肝炎、细菌性痢疾及食物中毒等,都会出现抬头趋势。中老年人要保证清洁、注意饮食卫生,不给病菌以可乘之机。要培养良好的个人健康生活习惯,饭前便后和外出回家后要洗手。

初春气候干燥,中老年人会出现皮肤瘙痒、红肿,严重的还会出现皲裂和脱皮。而牛皮癣、过敏性皮炎和鱼鳞病等皮肤病,也容易在春天复发。春天洗澡不要太频,最好使用碱性小、含有滋润成分的浴液,避免使用香皂;水温不要太高,洗澡后应涂抹含有保湿成分的护肤品。

许多中老年男性都患有前列腺增生,其发病高峰期为春、秋两季。常因寒冷刺激而诱发前列腺充血、水肿而加重增生肥大。患者在早春时应注意下腹部保暖,不要过早脱去棉裤,最好每日坚持温水坐浴。

62. 春季如何不生病

中老年人在春季要养成良好的生活习惯,少吃多餐,饭只吃七份饱。早上要吃好,中午要吃饱,晚上要吃少,忌暴饮暴食。少吃油腻的食物,多吃蔬菜。日常饮食应以清淡为主,以便清理肠胃。进食要温凉适当,以免热伤黏膜,寒伤脾胃,导致运化失调。少食质硬、质黏、煎炸、油腻、辛辣性食品。

不要嗜酒无度,以免损伤脾胃。少量饮酒能刺激胃肠蠕动,以利消化,亦可畅通血脉、振奋精神、消除疲劳、除风散寒,但过量饮酒,脾胃必受其害,轻则腹胀不消,不思饮食,重则呕吐不止。

适当的运动可促进消化,增进食欲,使气血充足,精、气、神旺盛,脏腑功能不衰。中老年人要根据各自的实际情况选择合适的运动锻炼方式。散步是一种和缓自然的体育活动,可快可慢,可使精神得到休息,使肌肉放松,气血调顺,帮助脾胃运化,借以祛病防衰。

中医学认为,思虑过度易伤脾胃。久之会气血生化不足,使精神疲乏、心悸气短、健忘失眠、形体消瘦,从而导致神经衰弱、肠胃神经官能症、消化性溃疡等。所以,必须注意性格、情操及道德的修养,做到心胸豁达,待人和善。遇事不要斤斤计较,更不要对身外之物多费心思。尽量避免不良情绪的刺激和干扰,经常保持平和的心境和乐观的心态,这也是保养脾胃、祛病延年的妙方。

63. 春季养生为什么要重视养神

在春季养生中,养神占首要地位,因为心主宰形体,养神没有做好,养形也是困难的。春季精神养生,应通过调节情志,使体内的阳气得以疏发,保持与外界环境的协调与和谐。春应于肝,从中医藏象理论看,肝藏血,主疏泄,在志为怒。肝藏血不足,则疏泄失职,阳气升泄太过,表现为稍受刺激则易怒。肝最喜调达舒畅,恶抑郁恼怒。春季在精神修养上,要做到心胸开阔,情绪乐观,向社会施予善良爱心。

春季气候多变容易引起人的情绪波动,进而影响身心健康,因此在心理上不要受气候变化的影响,要以我为主,不受外界牵制,豁达开朗,愉悦身心,明确自己能够认识自然变化的规律,也有能力运用规律来为自己服务,也能适应气候的变化。正常用心,对强神健脑大有益处。但心动太过,精血俱耗,神气失养而不内守,则可引起脏腑和机体病变。

清静养神是以养神为目的,以清静为其法。只有清静,神气方可内守。清静养神的运用归纳起来,不外有三：一是以清静为本，无忧无虑，静神而不用；二是少思少虑，用神而有度，不过分劳耗心神，使神不过用；三是常乐观，和喜怒，无邪念妄想，用神而不躁动，专一而不杂，可安神定气。清静养神，以静制躁，也是促使身体健壮、延缓衰老的重要条件。

64. 冬去春来为什么要重视养肝

春天万物复苏，人体的新陈代谢也逐渐旺盛，此时，只有保持肝脏旺盛的生理机制，才能适应自然界生机勃发的变化。如果忽视了护肝养肝，肝脏功能失常，则会出现一系列的病症，特别是肝病、精神病及高血压春季常复发或病情加重。故中医早就提出"春宜养肝"，在此季节生活上不要过分劳累，精神上要保持愉快，遇到烦恼的事，也别暴怒伤肝。

肝脏是人体内最大的腺体器官，几乎所有营养物质的代谢都需要肝脏参加，据统计，在肝脏中发生的化学反应有 500 种以上，肝脏是人体的主要解毒器官，它可保护机体免受损害。保护肝脏就是保证长寿。春季养肝以食为先，要注意全面营养，宜多吃富含蛋白质、维生素的食物，少食动物脂肪性食物，按时就餐，消化功能差时采取少食多餐的方法，保证营养的摄入。新鲜熟透的水果，有益于健康；鸡肝味甘而温，可补血养肝，是食补肝脏的佳品，较其他动物肝脏补肝的作用更强，且可温胃；以味补肝首选食醋，醋味酸而入肝，具有平肝散瘀、解毒杀虫等作用。

初春时节寒气较盛，肝阳难以开发，如能少量饮些酒，则可利用其走窜推动的作用，使肝中阳气升发；鸭血性平，营养丰富，可养肝血而治贫血，是保肝最佳食品之一；菠菜具有滋阴润燥、疏肝养血的作用，如做汤加上动物血，可治疗肝气不舒。春季养肝还要注意保持心情舒畅，不发怒，不生闷气。经常锻炼身体可使血液流通，使肝脏获得足够的氧和营养供应。

65. 春天为什么要重视多开窗

严寒的冬天，人们往往将门窗紧闭，以防寒风袭人。这样做虽然起到保暖作用，但是由于空气不对流，使室内空气的清洁度下降而影响健康。

空气是维持生命不可缺少的物质。成人每次呼吸的空气为500毫升左右，1小时呼出1000升气体，在呼出的气体中，二氧化碳占4%，1小时呼出二氧化碳40升左右，空气中本来就有4/10 000的二氧化碳，因门窗紧闭，二氧化碳将会更高，损害健康。经常开窗有利于新鲜空气和绚丽的阳光进入室内，降低空气中二氧化碳浓度，使人感到清新舒畅，不仅有益于健康，还可提高学习和工作效率。

春天，雨水较多，湿度大，气温开始回升，正是流脑、流感、百日咳等传染病的细菌及病毒生长繁殖的时机。经常开窗，特别是晴天太阳光照入室内，不仅可降低室内湿度，改变细菌、病毒赖以生长繁殖的"安乐窝"，而且太阳光中的紫外线还可直接杀死部分病菌，同时可减少家

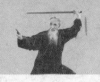

具、衣服的发霉,防止尘螨的滋生,减少过敏性哮喘的发生。

一般的家庭习惯于早晨起床后开窗换气,其实,早晨是空气污染的高峰期,地球每日有 500 万吨二氧化碳及有害气体排入大气层中。所以,开窗换气以上午 9:00～10:00 或下午 14:00～16:00 为最佳。此时,气温已升高,逆流层现象已消失,沉积在大气低层的有害气体已逐渐散去。

66. 春季如何排毒

人体内其实有多种毒素存在,这些毒素来自人体消化和代谢过程中的副产物(不被人体吸收利用的废物质),而"排毒"就是这些废弃物质的正常代谢过程。人体的生理功能会通过皮肤、肠道、肾脏、肺脏等排毒渠道,将体内的毒素排出体外。人如果在吃喝上放纵自己,又不能经常地清除体内毒素垃圾,就会在体内存放大量的毒素垃圾。大肠积聚的食物腐败以后,会形成有害物质,引起自身中毒,容易发生疾病和衰老现象。所以,必须重视体内排毒。

(1)多喝水:春天比较干燥,喝较多的水可帮助中和体内毒素,一天喝足 8 大杯水,就能从充满光泽的皮肤看出体质改变。

(2)定期去角质:肌肤表面的老废角质会阻碍毛细孔代谢毒素,定时去角质,帮助肌肤的代谢机能维持正常运作。

（3）泡澡：泡个热水澡能活络血液循环，通过流汗帮助加速体内的代谢循环。也可在浴缸中加入一些精油，如天竺葵、迷迭香、杜松、柠檬草，使用海盐按摩肌肤也有不错的排毒作用。

（4）改变饮食习惯：以天然食品取代精致加工食物，新鲜水果是最强力的净化食物，菠萝、木瓜、猕猴桃和梨都是不错的选择，此外，应减少刺激性饮食，改掉喝咖啡和红茶的习惯，不妨以花果茶和绿茶取代。

67. 早春为什么要当心"倒春寒"

初春气候多变。如果冷空气较强，可使气温猛降至10℃以下，甚至雨雪天气。此时经常是白天阳光和煦，让人有一种"暖风熏得游人醉"的感觉，早晚却寒气袭人，让人倍觉"春寒料峭"。这种使人难以适应的"善变"天气，就是通常所说的倒春寒。倒春寒对中老年人的身体健康威胁较大，切不可掉以轻心，可采取如下措施。

（1）当气温发生骤降时，要注意添衣保暖，特别是要注意手、脸（口与鼻部）的保暖，因为这些部位特别敏感。室温控制在16℃～20℃比较合适，必要时家中可采用电暖气等设备取暖。睡眠时被子应盖得稍厚一点，以不出汗为宜。

（2）加强体育锻炼，提高身体素质。春季是开展体育锻炼的黄金季节。要"早卧早起，广步于庭"，或郊游览胜，或登高踏青，或练拳做操，或散步慢跑，或踢毽子，或放风筝，这些活动，既能使人体气血通畅，又可畅达心胸，

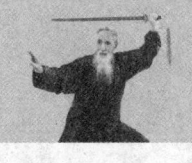

怡情养性,增强体质。

(3)注意休息和保持情绪稳定,在精神上和体力上都不要过度疲劳和紧张。室内要经常保持清洁整齐,物品放置有序,还可养花、种草、养鱼。门窗要常开,使室内阳光充足,空气流通新鲜,这对防病保健大有裨益。

(4)饮食方面应注意多饮茶,多喝姜汤、食用菌汤,多吃菇类、黑木耳等。因为茶叶中的茶色素可有效对抗纤维蛋白原的凝集,抑制血小板的黏附和集聚;黑木耳中的某些成分能有效降低血液黏稠度,防止血液凝固。这些都有利于机体对抗"倒春寒"的袭击。

68. 告别春困有何妙法

春季本是阳气升发的季节,如果不知保养,让阳气疏泄太过,则会感到"春困"。因此,中老年人的春季作息应根据养阳兴衰规律进行科学的安排。

(1)早睡早起:春季有了良好的休息睡眠,人体才能得到调整和补充,进一步促使功能承受紧张度能力的增加,减少白天的困倦。睡懒觉不能增加大脑的血液供应,反而会引起人的惰性,越睡越困,越睡越懒。

(2)做头皮操:先用双手十指自然屈指并拢,用指端自前向后、自中绕两侧,对整个发际较有力地划摩10次,再用十指依前顺序较有力地一点一点地按压3遍,然后用十指依前顺序做短距离往返搔抓3遍,每个搔抓区抓5下,最后用十指依前顺序轻缓按摩5遍。每日早起、晚睡前各做1次。

（3）慢跑：慢跑有助于细胞和组织得到额外的氧，促使大脑清醒。

（4）科学膳食：春天，身体非常需要水果和蔬菜，因此不妨吃几天生的素食，如萝卜、辣椒、香葱、水果等，能帮助克服极度的倦意。摄食适当的养阳之品，如羊肉、狗肉、黑枣等，可恢复人体阴阳平衡，使人精神充沛。

（5）科学用脑：在春季，当头脑不清醒和胀痛时，可听听音乐、赏赏花草、做做体操，让右脑半球得到活动和使用，左脑半球适当休息。

（6）勤刷牙洗脸：刷牙洗脸是一种消除春困的较为简便有效的方法。当困倦之意袭来时，可采用具有芳香气味的牙膏刷牙漱口，用冷水洗脸，这样可以提神醒脑。

129

69．早春为什么要暖"两头"

早春虽然气温转升，但常是乍暖乍寒，尤其是湿度较大，早晚低温，因此总让人感到寒气透骨，沉重凝冷，使人感到比严冬还难受。因春天主生发，万物生机盎然，细菌、病毒等亦随之活跃，故稍不留心就容易生病。这时除了仍须保持穿暖少脱之外，特别要注意的是护好两头，即重点照顾好头颈与双脚。

中老年人，尤其是头发稀疏者，不宜过早摘下帽子、围巾。因为整个冬天都在受着大帽温馨护着的头颈，已经习惯于这种环境生活，若在乍暖还寒的气温下，突然远离帽子，就容易遭受风寒头痛、感冒伤风。若在早春疏于保护，颈椎病、肩周炎等就会乘虚而入，尤其是已有颈椎增生的中老年人,若在春寒时长久暴露于寒湿中,常导致局部肿胀,颈椎病的症状加重。一些中老年人在早春时颈部疼痛、僵硬不适、头昏、肩重、手麻、乏力等缠绵不已,正是源于颈部疏于保护之故。

早春容易使人大意的是一双脚的保暖和保干。一些人常早早地换上春装,穿上凉鞋,早春的寒气与湿气也悄悄地乘虚而入,由下而上,由表入里,侵透骨骼、关节,尤其是裸露的脚趾与踝、膝关节,不知不觉间会感酸胀不适,走路酸痛,下肢沉重、乏力、关节僵直等。

70. 春捂得当为什么能保健康

春季是由冬寒向夏热的过渡时节,它处于阴退阳长、寒去热来的转折期。此时阳气渐生,而阴寒未尽,由于冷空气仍在活动,气候多变,温差很大。所以,有些地区一天之内天气会有急剧的变化。有时早晨是旭日东升,春风送暖,中午还阳光暴晒,气温骤升,但到了傍晚就可能寒流突至,冷气逼人。所以,初春时节如果衣着单薄,很容易感受春寒而染病。历来,古代医家都强调"春捂"的通俗说法,就是"春不忙减衣",民间所谓"二月休把棉衣撤,三月还是梨花雪"。"吃了端午粽,再把寒衣送",这些谚语说的就是这个道理。

中医学认为,"春捂"既是顺应阳气生发的养生需要,也是预防疾病的自我保健良方。药王孙思邈曾说:"春天不可薄衣,令人伤寒,霍乱,食不消,头痛。"明代医家汪绮石说:"春防风,又防寒。"现代人已认识到,如过早脱去棉

二、春季养生

衣,极易受寒,寒则伤肺,易发生流行性感冒、急性支气管炎、肺炎等疾病。春天还是流脑、麻疹、腮腺炎等传染病的多发季节。这些疾病的发生虽与细菌、病毒感染有关,但感染后发病与否很大程度上决定于个人的体质和起居调摄。不忙脱衣,"春捂"得法,将会减少发病的机会。

如何"春捂"?《摄生消息论》中指出:"春天天气寒暖不一,不可顿去棉衣,中老年人气弱骨疏体怯,风寒易伤腠理,时备夹衣,温暖易之,一重减一重,不可暴去。"这就是说,棉衣不可过早脱去,多备几件夹衣,随天气变化增减。但有时春捂却是应有度的,当南方地区步入 3 月,或北方地区进入 4 月,天气明显有些热了,这时如果还穿着棉衣,就会超过身体的耐热限度,体温调节中枢就会适应不了,同样对健康不利。尤其是长江流域,春季空气湿度较大,如果"捂"过了头,还容易诱发中暑。

随着医疗气象学的兴起,科学家对春捂有了许多更科学、更具体的研究,提出了一些供人们在实践中便于"操作"的数据,故且称它是春捂指数。许多疾病的发病高峰与冷空气南下和降温持续的时间密切相关。如感冒、消化不良,早在冷空气到来之前便捷足先登。而青光眼、心肌梗死、脑卒中等,在冷空气过境时也会骤然增加。因此,捂的最佳时机,应该在气象台预报的冷空气到来之前 24～48 小时,再晚便是雨后送伞了。

研究结果表明,对多数中老年人或体弱多病而需要春捂者来说,15℃ 可以视为捂与不捂的临界温度。也就是说,当气温持续在 15℃ 以上且相对稳定时,就可以不捂了。春天的气温，前一日还是春风和煦，春暖花开，刹那间则可能寒流涌动，"花开又被风吹落"，让你回味冬日的肃杀。面对"孩儿脸"似的春天，你得随天气变化加减衣服。而何时加衣呢？现在则认为，日夜温差大于8℃时是该捂的信号。

捂着的衣衫，随着气温回升总要减下来。而减得太快，就可能出现"一向单衫耐得冻，乍脱棉衣冻成病"。医学家发现，气温回冷需要加衣御寒，即使此后气温回升了，也得再捂7日左右，体弱者或高龄老年人得捂14日以上身体才能适应。但是，有时候减得过快有可能冻出病来。

71. 春季怎样保养皮肤

春天，气候温暖，大地复苏，皮肤的新陈代谢变得十分活跃，皮脂腺和汗腺的分泌也日渐增多。此时，空气中的花粉、灰尘和细菌随着阵阵春风到处飘扬。这些都会给皮肤带来不利的影响，易引起过敏性皮炎和斑疹。为了防止或减少春天皮肤病的发生，保护皮肤健美，必须注意如下几个方面的皮肤保养。

（1）每日至少要洗脸3次，用温水彻底清洗。此外，常沐浴对皮肤的保养也十分有效。

（2）避免过量食用高脂类、糖类食品及葱、蒜、辣椒等刺激性的调味品。多摄取富含维生素 B_6、维生素 C、维生素 E 类的食物。

（3）睡前饮1杯水及洗澡前饮1杯水，能使体内的细胞得到充足的水分,使皮肤更加细腻柔滑。

(4)应选用有保湿功效的护肤品而非油性的面霜。

(5)除了使用具有保湿及修复受损细胞功能的低油度面霜外,粉底应改用干湿两用粉底,以保持面部干爽不腻,避免沾住太多灰尘杂质。晚间保养则应选用水质的保养品,以让皮肤充分休息。

(6)应注意生活要有规律。避免过度紧张,不要时常熬夜,保持轻松愉快的心境。这对皮肤的保健很重要。只要加强重视对皮肤的保养,即使在最易出现问题的春季,也能使皮肤与春天一样健康美丽。

72. 春天如何防紫外线过敏

每到春天,人们脸上皮肤多变得干燥、粗糙,有的人还脸上长疙瘩或出现苔藓样变化。这种春季性皮炎与中波紫外线的照射有关。据测定,春季阳光中紫外线含量最高,人对紫外线的敏感性也最高,尤其是处于青春期的女性。所以,春季性皮炎多见于青年女性和平时接受紫外线照射较少的室内工作者。那么,如何防治春季性皮炎呢? 具体防护措施如下。

(1)有春季性皮炎史的人,可适当外涂防晒剂,以保护皮肤免受各种波段紫外线和可见光的损伤。

(2)防止长时间暴晒。春游时,可用宽边防护帽或伞遮挡。

(3)不要用含光感物质较多的化妆品,如香料等。

(4)多食含维生素 A 的食物及新鲜蔬菜和水果,以维持皮肤的正常功能。对一些可诱导春季性皮炎的光感性物质,如油菜、菠菜、莴苣、无花果等,应尽量少吃或不吃。

(5)洗脸时尽量不用热水、碱性肥皂和粗糙毛巾。

(6)每日做面部美容操。其方法为:五指并拢,双掌摩擦微热后,轻轻按摩额、颧处肌肤及鼻、耳部,持续3～5分钟,以促进面部血液循环,使面部皮肤光洁。

73. 春天为什么旧伤易痛

我国属季风气候区,春天是冬季和夏季的季风交替转换的过渡时期,冷暖空气时常交汇,形成"锋面"天气带。气候统计资料表明,我国许多地区的春天,每隔三五日就会有一次冷空气入侵,故"三暖四寒"天气最为常见;有时,上午还风和日丽,下午冷风过境,天气即刻转为阴雨,所以"春天孩儿脸,一日变三变",也是春季气候的一个特征。由于冷暖空气经常交替,所以春季里的空气湿度变化也较大。

从生理角度上说,曾经骨折、手术或有其他陈旧性外伤的,其伤口部位的皮肤和皮下组织会形成瘢痕,瘢痕内有无数个纤细的神经纤维,它们对外界气象条件的变化相当敏感。春天里,寒热变化无常,直接刺激了瘢痕内的神经纤维,使人感到疼痛不适;而天气时阴时雨,湿度时高时低,这样对神经纤维产生挤压或牵拉的刺激,从而导致疼痛。当然,对于一些做过消化内科手术的患者来说,由于手术脏器的生理功能降低,天气的变化也会引起疼痛。以胃部手术为例,当冬春季出现寒潮天气时,由于气温变化幅度大,患者多半都会出现胃部疼痛和不适。

为了预防和减轻旧伤疼痛,有旧伤史的患者要增强自我保护意识,尤其在春季冷空气来临时要注意保暖,阴雨天气要注意除湿,尽可能地减少外出。一些有过骨折或外伤的患者,要采用取局部保暖的措施,使得旧伤处的温度保持恒定;也可用手按摩旧伤处,以促进血液循环。

74. 春游为什么要重视安全

旅游要考虑到季节,春季天地气清,万物以荣,春芽初萌,自然生发之气始生,逢春季应顺应自然之生机,踏青便是一项有益活动。要根据人的气质不同选择旅游项目,一般来说,多血质者应去名山大川,直抒胸怀;胆汁质者应游亭台楼榭,静静心境;抑郁质和黏液质者则应以观今古奇观和起落较大的险景胜地为上,改变抑郁多愁之心境。这样因人而异,更能起到理想的效果。另外,还要提高文化和鉴赏水平,如果文化素养和鉴赏水平太差会直接破坏旅游兴致。很多古代文化中的奥秘,只有深入其中,才能体会其绝妙。游风景名胜,从某种角度说,是在看一部历史。鉴赏水平提高了,就能深谙风景名胜的内在美,从而使旅游获得最佳的养生效果。此外,要特别注意安全,避免发生意外。

中老年人缓步春游还可以使腰腿部肌肉和骨骼得到锻炼,但中老年人春游时需要注意如下几点。

(1)要选择好的天气:春游前要了解天气预报,预知风雨、气温等信息,以便及时添加衣物,适应天气变化。

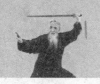

（2）注意安全防意外：路滑之处，陡峭之路，最好不去，如果要去，也不能大意，小心留神，防止滑倒。中老年人反应比较迟钝，举止不够灵活，游览时宜选择平坦大路走，脚步要均匀，不宜时快时慢，落地重心要稳，以防止跌倒。高龄老年人春游要配备手杖，以保安全。乘车时应尽量选择中间位置及舒适的座位，必要时可加一层软棉垫，以防止晕车发生。

（3）在外就餐时要注意卫生：出外春游时饮食和饮水卫生不能忘，以防病从口入。患有冠心病和气管炎的中老年人忌食生冷，以免诱发心绞痛和加重气管炎的病情。此外，还要防止暴饮暴食，对美味佳肴和风味小吃不能来者不拒，应当有所节制，以免加重胃肠负担，出现腹痛、腹胀等症状。

136

（4）衣着鞋帽要适当：春游之际，乍暖还寒，气候变化较大，要带足衣物，及时穿衣脱衣，以防感冒。衣着应宽松合体，鞋袜大小要合适，鞋带不要系得太紧，以免引起脚趾挤压伤和脚底麻木酸痛。

（5）春游要量力而行：中老年人与青年人相比，在体力和耐力方面均占下风，因此要量力而行，春游之时不能乐而忘返，造成过度疲劳，如果出现心悸、乏力多汗、头晕眼花等症状，应尽早休息，切忌勉强。

（6）需防植物花粉过敏：郊外的一些植物和空气中的花粉可以使过敏体质的人出现荨麻疹、呕吐、腹泻、喉部充血水肿、胸闷、呼吸困难、窒息等症状，故有过敏史者应避免接触易引起过敏的植物和花粉，也可事先服用抗过敏的药物,如氯苯那敏(扑尔敏)等,以防止过敏的发生。

(7)备好必需的药品:对于患有高血压、心脏病、气管炎、胃痛等慢性病的中老年人来说,可因春游时的生活规律和环境改变而发生病情波动,故应带好常用药物,最好再准备一些特殊的急救用药,以防不测。长期服药的慢性病患者不能中断服药,以免旧病复发或病情加重。

(8)中老年人不要单独去春游。中老年人春游,不宜一人单独出去,应有人作伴,以免发生意外。

75. 春天踏青如何防花毒

春天里来百花开,正是人们出门踏青的大好时光。脚踏青青草地,沐浴和煦阳光,阵阵花香袭人,怎能不让人感到心旷神怡,然而,春季踏青需防花毒,更不能因一度好奇而误食了有毒的花果。有些人在花丛前待久了,还会出现头昏脑涨、咽喉肿痛等症状。原来有些花会释放一种对人体有害的废气,有的花粉含有毒碱,久与花伴会造成慢性中毒,其主要品种如下。

(1)杜鹃花:又称映山红,在南方的一些山上,一到开春的时节,漫山遍野地开着红的、黄的杜鹃花。其中黄色杜鹃花中含有四环二萜类毒素,中毒后会引起呕吐、呼吸困难、四脚麻木等症状。

(2)夜来香:夜间停止光合作用时,夜来香会排出大量废气,对人的健康极为不利,因而在晚上不应在夜来香花丛前久留。

(3)含羞草:内含含羞草碱,接触过多会引起眉毛稀疏,毛发变黄,严重的不定期会引起毛发脱落。

（4）郁金香：郁金花中含有毒碱,人在这种花丛中待上 2 小时就会头昏脑涨,出现中毒症状,严重者可能导致毛发脱落。

（5）夹竹桃：夹竹桃的茎、叶、花朵都有毒,它分泌出的乳白色汁液含有一种称为夹竹桃苷的有毒物质,误食会中毒。

（6）一品红：全株有毒。一品红中的白色乳汁一旦接触皮肤,会使皮肤产生红肿等过敏症状,如误食茎、叶有中毒死亡的危险。

（7）万年青：花叶内含有草酸和天门冬素,误食后会引起口腔、咽喉、食管、胃肠肿瘤,甚至伤害声带,使人变哑。

（8）虞美人：全株有毒,尤其以果实的毒性最大,误食后会引起中枢神经系统中毒,严重的甚至可导致生命危险。

（9）仙人掌类植物：刺内含有毒汁,人体被刺后,易引起皮肤红肿疼痛、瘙痒等过敏症状。

76. 春天为何适宜森林浴

春天到了,走到森林里去泡泡森林浴吧！森林中树木散发出来的芳香空气,具有杀菌作用。有研究结果报道,如果把新鲜的桦树或栎树的叶子切开,在那里注入结核菌或大肠埃希菌,几分钟以后,这些病菌就会全部死亡。因此,在享受森林浴时,森林中含有多种药理作用的树木花草,会不停地散发各自含有药理作用的微粒流,这些比其他地方浓度高的微粒流完全可以通过口鼻、皮肤进入人体而到达全身,培养人体的正气,可以祛病抗邪。

在森林步行时,各个关节会自动替自己"加油",使其发挥它的功能,对身体的四肢及五脏六腑等都会自动协调,有韵律地活动着,尤其可以促进细胞的新陈代谢作用。在森林中行走、做体操,可以舒展筋骨和肌肉,减缓骨骼的老化过程,从而使人长寿。用手抓住树木的某个部位,全身随手臂的屈伸做来回运动,可用于治疗腰痛,还能使头、肩、背部得到舒展,消除疲劳。在森林中闭目养神,忘掉周围一切,在幽静的环境中,使大脑极度放松,可调节人的自律神经系统,对治疗神经衰弱、失眠症等极为有效。

深吸一口气,在 15～20 秒钟内将气缓慢全部呼出;用鼻呼吸 10～20 秒钟;暂停呼吸 5 秒钟左右。将上述 3 个动作连续做 10～15 次,可以调和五脏六腑。人在忧愁、苦恼、焦虑、悲哀、精神抑郁时,会产生呼吸短促及气郁闷胀,此时可以在森林中放开喉咙,昂首挺胸,仰望天空,尽情地有节律地发出吼声或呼叫声,每间隔30～60秒钟吼叫一声,连续10～20声为1次,每日1次,顿时就会有精神振作、轻松愉快、心平气和、胃口大开。因为大吼大叫可以吸入大量的氧气,增加肺活量,改善呼吸功能,提高胸廓的舒张幅度,调节神经系统的兴奋性,增强胃肠蠕动,促进胃液分泌,可以达到健身治病的目的。

森林中由于枯叶的作用,阳光疏密适中,人体能适当地受到紫外线照射,从而增强人的体质,是适合做日光浴的佳点。而且不会像在强烈阳光暴晒下那样,造成皮肤灼伤。春天正是享受森林浴的好时节。听听鸟语,闻闻花香,呼吸着森林中的新鲜空气,置身其中,令人心旷神怡,流连忘返,不但放松精神、消除疲劳,而且全身的经络气血也运行舒畅与和谐。

77. 为什么春放风筝利养生

清代诗人高鼎在《村居》一诗中说:"草长莺飞二月天,拂堤杨柳醉青烟。儿童放学归来早,忙趁东风放纸鸢。"每年春季都到处可见放风筝的人们,放风筝是极富情趣和养生意义的雅事。

春放风筝不但是民间百姓喜爱的文娱活动,而且有益于人体身心健康。古籍《续博物志》载:"春季放风筝,引线而上,令小儿张口仰视,可以泄内热。"《燕京岁时记》载:"放风筝,最能清目。"风筝是我国民间一项传统的体育娱乐项目。近年来,我国年年都要举办风筝节,风筝比赛已经列入国际化的大型体育项目之中。

春放风筝也是一项有益于人体健康的体育活动。寒冬,人们久居室内,气血郁积,春季到室外放风筝,可以呼吸到负离子含量高的新鲜空气,清醒头脑,促进新陈代谢。在放风筝时,或缓步,或迅跑,缓急相间,张弛有度,活动周身关节,促进血液循环,是一项很好的全身运动。放风筝时昂首翘望,极目远视,能调节眼部肌肉和神经,消除眼的疲劳,防治近视眼,达到保护视力的目的。不

过,在这里提醒的是,放风筝时一定要注意安全,以防外
伤和交通事故。

78. 为什么春季养阳贵在锻炼

春天气候逐渐转暖,万物复苏,是一年中最美好的季
节。然而,春天也是"百草发芽,百病发作"的季节,因此
应注意保健养生。"春夏养阳,秋冬养阴",是我国古代医
学家根据自然界四季变化对人体脏腑气血功能的影响而
提出的养生原则。

春日养阳重在养肝。在五行学说中,肝属木,与春相
应,主升发,喜畅达疏泄而恶抑郁。所以,养肝首要一条
是调理情态。现代医学研究结果表明,不良的情绪易导
致肝气郁滞不畅,使神经内分泌系统功能紊乱,免疫功能
下降,容易引发精神病、肝病、心脑血管病、感染性疾病。
因此,春天应注意情志养生,保持乐观开朗的情绪,以使
肝气顺达,起到防病保健的作用。

春日养阳宜甘减酸。《千金方》载,春季饮食宜"省酸
增甘,以养脾气"。中医学认为,脾胃是后天之本,人体气
血化生之源,脾胃之气健壮,人可延年益寿。而春天是肝
旺之时,多食酸性食物会使肝火偏亢,损伤脾胃。应多吃
一些性味甘平,且富含蛋白质、糖类、维生素和矿物质的
食物,如瘦肉、禽蛋、牛奶、蜂蜜、豆制品、新鲜蔬菜、水果
等,有利于发寒散邪,扶助阳气。

春日养阳顺应气候。春季乍暖还寒,气候多变,所以
要顺应气候来保暖防寒,不使阳气受遏。"春捂秋冻"就

是顺应气候的养生保健经验。因为春季气候变化无常，忽冷忽热，加上人们穿着冬衣捂了一冬，代谢功能较弱，不能迅速调节体温。如果衣着单薄，稍有疏忽就易感染疾病，危及健康。患有高血压、心脏病的中老年人，更应注意防寒保暖，以预防脑卒中、心肌梗死等疾病的发生。

春日养阳贵在锻炼。春天，万木吐翠，空气清新，正是采纳自然之气养阳的好时机，而"动"为养阳最重要一环。人们应根据自身体质，选择适宜的锻炼项目，如散步、慢跑、做操、放风筝、打球等，或到近郊、风景区去春游。这样不仅能畅达心胸、怡情养性，而且还能使气血通畅、郁滞疏散，提高心肺功能，增强身体素质，减少疾病的发生。

79. 为什么说春季是锻炼的黄金季节

春季是健身的最佳季节，人们应该充分利用春天的季节优势，抓住一切可能的时间锻炼身体，用适度的锻炼来恢复人体各器官的功能水平，从而收到良好的健身效果。阳春三月，气候温暖，湿度大，有利于提高神经系统的兴奋性，降低肌肉的黏滞性，最大限度地发挥肌肉的收缩力量，因而堪称锻炼的"黄金季节"。对讲究形体美的人来说，由于阳气上升，气温增高，食欲下降，喜欢清淡，加上昼长夜短，消耗增多，因而又是降脂减肥的大好时机。

春天，人们根据自己的身体情况进行各项锻炼，既可补充冬季寒冷之气所消耗的阳气，又能供奉将要来临的夏暑炎热之季消耗的阴津。春季锻炼不要选择高强度的剧烈运动，以免由于过度活动和损耗反而对人体养生和生长产生不利影响。

中老年人锻炼前要做好热身准备，运动前充分、合理、科学的准备活动能提高神经肌肉兴奋性，防止运动不适或损伤。一般在运动前应慢跑三五分钟，让血液加速循环，再伸展一下全身的肌肉和关节，使它们为后面要进行的运动做好准备。在准备活动充分后身体发热时，可适当脱些衣服。运动后及时擦汗，再穿好衣服，如能及时更换内衣更好。

80. 中老年人春季锻炼要注意哪些禁忌

一不宜早：初春晨间气温低、湿度大、雾气重。因室内外温差悬殊，人体骤然受寒，容易患伤风感冒或使哮喘病、"老慢支"、肺心病等病情加重，故中老年人在太阳初升后外出锻炼为宜。

二不宜空：中老年人新陈代谢慢，早晨血流相对缓慢，血压、体温偏低，锻炼前应喝些热饮料，如牛奶、蛋汤、咖啡、麦片等，以补充水分，增加热能，加速血液循环，防止脑血管意外。

三不宜露：早晨户外活动，要选择避风向阳、温暖安静、空气新鲜的旷野、公园或草坪中，不要顶风跑，不宜脱衣露体锻炼。当感到太热出汗时，运动强度可小些、速度慢些或休息一会儿，千万不可突然脱衣服，让寒风直吹，寒气侵袭，容易使人致病。

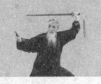

四不宜激：中老年人体力弱、适应能力差，故运动时一定要量力而行、循序渐进、舒适为宜，不能过于激烈或持久，宜多做些散步、广播操等舒缓的活动。

五不宜急：即不做无准备的锻炼，因中老年人晨起后肌肉松弛，关节韧带僵硬，四肢功能不协调，故锻炼前应轻柔地活动躯体，扭动腰肢，放松肌肉，活动关节，以提高运动的兴奋性，防止因骤然锻炼而诱发意外伤害。

81. 春季锻炼为什么不宜大汗淋漓

春天确实是人们进行户外健身活动的好时光，一些科学适度的户外活动将可以为一年的体育锻炼和身体健康打下良好的基础。但是，经过寒冷的冬季，身体各器官的功能包括肌肉功能都处在一个较低的水平，肌肉和韧带也都比较僵硬，因此刚开春的时候进行体育运动，主要应该以恢复人体的功能水平为目的，注意适度，不能盲目追求运动量。

有些人对春季锻炼有误解，认为与往常一样运动到浑身大汗才能够达到目的。在气温适宜的情况下，这样确实能够取得很好的锻炼效果。但在初春乍暖还寒的气温条件下，在健身运动中身体活动量过大、出汗过多，一旦被冷空气吹拂又没有保暖措施，很容易使身体受凉感冒和诱发各种呼吸道疾病。而且在春天，身体需要一个阶段的调整才能适应较大的运动量。这时如果突然加大运动量，会对身体造成较大的消耗。普通的锻炼者如果没有专业人士指导，很可能忽视了对身体损耗的及时补充,影响锻炼效果。

在进行锻炼前,一定要进行充分的准备活动,让肌肉和韧带得到充分的放松,防止因为运动量的突然加大而造成肌肉和韧带损伤。至于运动方式的选择,一些节奏比较慢而且运动量不大的方式应该成为首选,如爬山、慢跑、步行和做广播体操等都是不错的选择。

82. 为什么春季不可滥用人参

说起人参,人们首先想到的是延年益寿、长生不老。其实,盲目服用人参,不但达不到保健治疗作用,还会产生流鼻血、全身过敏甚至休克等不良反应。西洋参和人参都属于补药,其化学成分没有本质的区别,都具有强壮身体、抗疲劳、降血糖、精神安定、免疫增强等多种生理活性作用。

春季补益,注意补肝益肾,通过调理达到机体的平衡。服用人参要在医生辨证施治的基础上,根据患者体质和病情配伍用药。中医界有句俗语:"人参杀人无过,大黄救人无功",说的正是滥用人参调补,结果反害了人的道理。由于人参药性偏热,长期大量服用会产生头痛、失眠、心悸、血压升高、精神抑郁等不良反应。

不同种类人参的作用机制不一样。西洋参药性属凉性,一般用于热证,如血压增高、便秘等。而人参性温,适用于寒证。其中生晒参为清补之品,主要用于气阴两虚的证候和症状,如伴有疲劳的出虚汗、胃肠虚弱、食欲缺乏、心功能不全、口渴等。热证的人如果用温性的生晒人

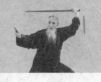

参,则可加强身体的兴奋度,使炎症恶化。红参为温补之药,气味浓厚,微苦而甘,功能偏于温养,主要用于气虚而兼有寒象的病症,如心血管疾病、大病后的恢复期,切忌实热证用红参。需要注意的是,萝卜为破气食物,绿豆有解毒功效,茶中含有鞣酸,在服用参类期间均不宜食用,以免影响其功效。

83. 春天进补为什么宜选温和食物

春季食补宜选用较清淡温和且扶助正气、补益元气的食物。如偏于气虚者,可多吃一些健脾益气的食物,如米粥、红薯、山药、土豆、鸡蛋、鹌鹑蛋、鸡肉、鹌鹑肉、牛肉、猪瘦肉、鲜鱼、花生、芝麻、大枣、栗子、蜂蜜、牛奶等;偏于气阴不足者,可多吃一些益气养阴的食物,如胡萝卜、豆芽、豆腐、莲藕、荸荠、百合、银耳、蘑菇、鸭蛋、鸭肉、兔肉、蛙肉、龟肉、甲鱼等。另外,春季饮食还要吃些低脂肪、高维生素、高矿物质的食物,如新鲜蔬菜有荠菜、油菜、芹菜、菠菜、马兰头、枸杞头、香椿头、蒲公英等,这对于内热偏亢者可起到清热解毒、凉血明目、通利二便、醒脾开胃等作用。

药补是针对人体已明显出现气、血、阴、阳方面的不足,依靠食补已不能纠正其亏损时,在中医师指导下,施以甘平的补药,以平调阴阳,祛病健身。对于体虚乏力、少气懒言、不耐劳累、经常感冒、容易出汗或内脏下垂等,可酌情选用中成药,如补中益气丸、人参健脾丸、香砂养胃丸、玉屏风散等。药膳可选食黄芪党参炖鸡、人参蘑菇汤、参枣米饭、风栗健脾羹等配合调养。

84. 哪些食物能缓解春季食欲缺乏

自然界的规律是春生、夏长、秋收、冬藏。春季春阳升发、乍暖还凉，不但要合理地调整饮食，还要有目的地选择一些适合春季的食物。樱桃素有"春果第一枝"的美誉，其果实肉厚，味美多汁，色泽鲜艳，营养丰富，其铁的含量尤为突出，超过柑橘、梨和苹果 20 倍以上，居水果首位。樱桃性温，味甘微酸，具有补中益气、调中益颜、健脾开胃的功效。春食樱桃可发汗、益气、祛风及透疹。需注意的是，樱桃属火，不可多食，身体阴虚火旺、鼻出血等，以及患热病患者应忌食或少食。

147

春天的韭菜娇嫩鲜美，有天然"伟哥"之称。它不但是调味佳品，而且是富含营养的佳蔬良药。春季气候冷暖不一，需要保养阳气。而韭菜性温，最宜人体阳气，春季常吃韭菜，可增强人体脾胃之气。由于韭菜不易消化，故一次不应吃得太多。一般来说，胃虚有热、下部有火、消化不良者，皆不宜多吃韭菜。

菠菜是一年四季都有的蔬菜，但以春季为佳，其根红叶绿，鲜嫩异常，尤为可口。春季上市的菠菜，对解毒、防春燥颇有益处。中医学认为，菠菜性甘凉，能养血、止血、敛阴、润燥。因菠菜含草酸较多，有碍机体对钙和铁的吸收，吃菠菜时宜先用沸水烫软，捞出再炒。

葱、姜、蒜不仅是调味佳品，还有重要的药用价值，可增进食欲、助春阳，还具有杀菌防病的功效。春季是葱和蒜在一年中营养最丰富,也是最嫩、最香、最好吃的时候,此时食之可预防春季最常见的呼吸道感染。

在春季多风的季节里,蜂蜜是最理想的保健饮品。每日早晚各饮用1杯蜂蜜水,既可润肠通便,又可预防感冒,清除体内毒素。用温开水冲服即可,不需煎煮。由于蜂蜜富含可迅速吸收的糖分,是高能量食品,减肥者不可贪吃。

85. 春季如何防治过敏性鼻炎

过敏性鼻炎好发于过敏体质,常见症状为鼻痒、鼻堵、流清涕、打喷嚏,时常还带有并发症,如持续性鼻堵塞时由于张口呼吸可以引发咽喉干燥、疼痛,合并有鼻窦炎时可引起头痛、失嗅、口气异味。过敏性鼻炎还可合并鼻息肉,使鼻腔堵塞不能缓解,并发过敏性哮喘可引起憋气、呼吸困难甚至过敏性休克。春季患了过敏性鼻炎,如果得不到及时治疗,就非常容易引发哮喘。而如果患上了哮喘,就不是短时间能痊愈的,哮喘会并发更多、更严重的疾病,治疗也更加困难,所以患了过敏性鼻炎就要赶快去治疗。

过敏性鼻炎当前的治疗方法首先是避免与过敏原接触,如花粉。在花粉季节减少室外活动,或安排异地生活,对市内尘土或螨虫过敏可减少室内陈设,地面去除地毯等。局部用药比口服用药不良反应低,使用方便,是治疗过敏性鼻炎的首选药物。值得一提的是,现在正是花粉季节前夕,提前局部使用糖皮质激素类药物,可预防患者鼻炎的发作,安全地度过花粉季节。

全身治疗一般采用口服药物,如抗组胺 H_1 受体拮抗药及糖皮质激素,对控制过敏性鼻炎的炎症和症状非常有效,但这些药物可引起许多全身不良反应,不过有时它的应用是不可避免的。其他全身治疗还有免疫治疗等。

86. 春季如何远离螨虫危害

当空调、地毯、天花板、墙纸、有色玻璃等豪华装修进入家庭后,在拥有居室现代化的同时,也为螨虫提供了繁衍生息的有利环境。这些害螨不仅咬人,还会使人生病。螨类中的尘螨的尸体、分泌物和排泄物都是过敏原。这些物质在人们打扫地面、铺床时飞入空气中,过敏体质者吸入肺内,会产生特异性的过敏抗体,出现变态反应,患上各种变态反应性疾病。目前,已知尘螨可以引发哮喘、支气管炎、过敏性鼻炎、肾炎和过敏性皮炎等。另外,有一种粉螨则可引起肠螨症和肺螨症等。

居室内的尘螨主要在地毯、沙发、被褥、坐垫和枕心内滋生,粉螨则在储存的食品和粮食中繁殖,甜食螨则喜欢在含糖高的食品内生存。尘螨在装上茶色玻璃门窗又终日紧闭的阴暗潮湿的屋子里数量多得惊人,潮湿闷热的春夏季是一年中的繁殖高峰期。

为了彻底防治家庭螨害,居室最好不要铺地毯,也不要将阳台密封,门窗最好不要安装有色玻璃。装上空调的居室要经常打开窗户,保持室内通风、透光、干燥,避免螨虫大量繁殖。此外,居室要经常清洁除尘,被褥、枕心、床垫、坐垫要勤洗勤晒。如上述措施不能减少螨虫危害，则需要定期喷洒杀虫药。现代化学杀虫（螨）药五花八门，但均味臭有毒，又可能对过敏体质者诱发变态反应性疾病，可选择一些低毒的植物杀虫药。

87. 春季如何防止甲型肝炎肆虐

甲型肝炎由甲型肝炎病毒（HAV）引起，传染性很强，且青中年所患比例很高，一旦发生大流行，就会对社会人群构成巨大的威胁。我国甲型肝炎的发病一般在春秋两季，易感人群在感染甲型肝炎病毒后15～40日（平均28日左右）的潜伏期即可出现症状。由于易感人群在积累，致使每隔3～5年或6～7年可能就会出现一次甲型肝炎流行高峰。

甲肝病毒在患者发病前2～3周就开始从粪便中排出，且具有传染性。黄疸出现时达到最高峰，然后迅速下降和消失。此病通过污染的手、水、食物、餐具等经口传染，以日常生活接触为主要传播方式，也可通过污染的水和食物引起暴发流行。还可通过血行传播，亦可通过同性恋之间的肛交传播。在甲型肝炎流行地区，预防工作主要以切断传播途径为原则。应隔离患者，期限不应少于1个月。疑似患者及与患者密切接触者要进行医学观察4～6周。

甲型肝炎主要是通过粪-口途径传播的。所以，一定要养成良好的个人卫生习惯，加强对饮食摊点的卫生监督和管理，对患者的排泄物也要加强管理，同时管理好水

源、垃圾,消除四害。保护易感人群,即对密切接触过患者的儿童、孕妇及年老体弱者,实行丙种球蛋白肌内注射,剂量按 0.02～0.05 毫升/千克体重计算,也可按学龄前儿童 1 毫升,学龄儿童 2 毫升,成年人 3 毫升执行。注射丙种球蛋白应越早越好,一般不超过接触后 7～14 日,但这是一种被动免疫,有效预防期仅 1 个月,必要时可重复注射。甲型肝炎疫苗的研制成功并全面推向临床,对预防甲型肝炎起到了很重要的作用。

88. 春季如何防止旧病复发

一年四季之中,气温、气压、气流、气湿等气象要素最为变化无常的季节是春季。由于气象要素的多变,在春天常引起许多疾病的复发或增患新病。常见的有心肌梗死、风湿性心脏病、感冒、过敏性疾病、哮喘等。

每年 2～4 月份是心肌梗死的一个发病高峰期。主要是天气变化无常,忽冷忽热,时风时雨,常使原有冠心病患者病情加重或恶化。

"风心病"是风湿性心脏病的简称。主要是由于风湿热反复发作侵犯心脏引起的。常因寒冷、潮湿、过度劳累及上呼吸道感染后复发或加重。研究结果表明,春天是"风心病"复发率极高的季节。关节炎患者对气象的变化甚为敏感,尤其是早春,气温时高时低,时风时雨,关节炎患者症状明显加重。因此,患者应重视关节及脚部保暖。如果受寒,应及时用热水泡脚,以增加关节血液循环。

春季是感冒的多发季节,对肾炎患者来说,感冒不仅引起发热、流涕、鼻塞、咳嗽、咽痛等上呼吸道炎症,而且极易导致肾炎复发。春天是精神病的高发期,每年3～4月份是发病的高峰,故民间素有"菜花黄,痴子忙"的说法,即使是老患者也极易复发。因此,在春天应特别注意预防。如保证充足的睡眠,遵医嘱正规治疗,发现有情绪异常者,应及时就医。

每年春暖花开、艳阳高照时节,总有些人感到鼻、眼奇痒难忍,喷嚏连续不断,流涕和流泪不止。有的人还会出现头痛、胸闷、哮喘等症状,这是接触某种花粉后引起的变态反应,又称"花粉症"。因此,在鲜花绽开、花粉飘香的季节,有过敏体质者应尽量少赏花,外出时要戴口罩、墨镜等,以减少接触花的机会。

哮喘患者气象要素的变化适应性差,抵抗力弱,极易引起复发或使病情加重或恶化。

89. 春季防感冒有什么妙招

感冒的原因众多,一年四季都可以发生。春天因气候多变,乍暖乍寒,尤其是早春时节,常有寒潮侵袭,气温骤降,加上人体的皮肤已开始变得疏松,对寒邪抵御能力有所减弱。因此,人们很容易伤风感冒,并由此引发急性支气管炎、肺炎、哮喘等疾病。所以,春天要在生活中注意防治,就会预防或避免疾病的发生。具体措施如下。

(1)洗:每日早晨用冷水洗脸,晚上用热水泡脚。

(2)漱:早晚用淡盐水漱口一次,可杀死口腔病菌。

(3)动:多进行户外活动,增强体质。

（4）按：两手掌心相对，搓热后按摩迎香穴和涌泉穴，次数不限，舒服为度，早晚均可。

（5）开：每日至少要开启居室窗户30分种。

（6）饮：用红糖30克，生姜3克，开水冲泡，睡前饮用；或用绿茶泡饮也可以。

（7）滴：在流感多发时期，用米醋加水对半，装入滴鼻用的空瓶里，常滴鼻（切忌滴眼），使鼻腔浸润，杀死鼻腔内病毒。

（8）保：注意保暖防寒，早晚要加衣。

（9）吃：注意日常饮食营养的均衡，特别是要多吃些蔬菜水果。

（10）通：养成良好的生活习惯，饭要八成饱，少吃或不吃零食，保证每日消化系统的畅通。

90. 春季如何防哮喘

春天天气冷热变化较大，忽冷忽热，容易引起上呼吸道感染即感冒，而上呼吸道感染可以诱发哮喘。并且，突然的冷空气刺激，也可以引起气管痉挛，发生气喘。春天，万物复苏，草木吐绿，百花竞放，某些野草、树木的风媒花粉此期间散放出许多花粉颗粒，它们漂浮于空气中，具有过敏性体质的人吸入某些花粉便开始打喷嚏、流鼻涕、鼻痒、咳嗽，此后逐渐引起哮喘。很多灰尘中生长着一种称为"螨"的小虫，春天的气温、湿度恰恰适合它们的生长繁殖。哮喘患者及过敏性体质者吸入这些藏有大量螨虫的灰尘，便可引起哮喘发作。那么，怎样才能预防哮喘的春季发作呢？

　　首先,春天哮喘患者在生活中要做到四"适宜":①穿着要适宜。俗话说:春捂秋冻,很有道理。春天要注意保暖,避免受凉感冒及冷空气刺激诱发哮喘。②出入场所要适宜。春季是上呼吸道感染的高发期,为了避免交叉感染,哮喘患者应尽量不去那些人群聚集的地方,如商店、影剧院、各种聚会。对花粉及植物过敏者请不要到花园及植物园,严重花粉过敏者可考虑到异地预防。③外出时间要适宜。一日当中,午间及午后是空气中花粉飘散浓度较高的时间,此时应尽量减少外出。在风沙比较大的地区,出行时要注意天气情况,刮大风时要减少外出,免遭尘土及冷空气的刺激。④居室环境要适宜。哮喘患者室内要保持温暖、干燥,室内陈设力求简单、洁净,注意通风透光,被褥要勤洗勤晒,减少尘螨及真菌滋生。

　　其次,预防性治疗也非常重要,且应在发病季节到来之前提前进行。可采用如下措施:①中医中药扶正固本。如服用晨喘安、夜喘静、穴位(或背部反应物)注射、中药药物离子导入等。②雾化吸入激素类药物,消除气道炎症。如丙酸倍氯米松(必可酮)等。③抗过敏药物。如酮替酚、氯雷他定(开瑞坦)等。④免疫调节药。如胸腺肽等。⑤脱敏治疗。

　　另外,哮喘患者应到专业医院就诊,与有经验的医生共同拟定一份适合自身情况的预防治疗方案,并在医生指导下认真执行。

二、春季养生

91. 春季如何防带状疱疹

伴随着春天的脚步翩然而至,春天是美好的,春天又是许多疾病的好发季节,"串腰龙"就是其中一种。"串腰龙"学名带状疱疹,是由水痘-带状疱疹病毒感染引起的一种沿周围神经分布的群集疱疹和以神经痛为特征的病毒性皮肤病,相当于中医的"缠腰火丹、蛇串疮或蜘蛛疮"范畴。该病四季可见,尤好发于春秋,中老年人多见,往往在紧张劳累、情志不舒之后发病,可发生于任何部位,多见于腰部。

发病前局部皮肤往往先有感觉过敏或神经痛,伴有轻度发热、全身不适、食欲缺乏等前驱症状,亦可无前驱症状而突然发病。患部先发生潮红斑,继而其上出现多数成群簇集的粟粒至绿豆大的丘疱疹,迅速变为水疱,水疱透明澄清,疱壁紧张发亮,疱周有红晕。数群水疱常沿皮神经排列呈带状,各群水疱间皮肤正常。10余日后水疱干涸、结痂。愈后留有暂时性淡红色斑或色素沉着,不留瘢痕。亦可因疱膜破溃形成糜烂,甚至坏死或继发化脓感染。全病程为2~3周。

除典型的皮疹外,神经痛是本病的另一大特点。一般在皮疹出现前1~2日即有神经痛,直到皮疹消退。疼痛的程度轻重不等,且与皮疹的严重程度无一定的关系。通常儿童带状疱疹患者疼痛很轻或没有疼痛,而中老年患者多疼痛剧烈,甚至难以忍受。而且30%~50%的中老年患者于损害消退后可遗留顽固性神经痛,常持续数

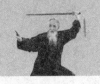

月或更久。

由于带状疱疹发病较急,疼痛较剧,且在发病之初不断有新疹出现,真如龙蛇爬行一般,有些患者会感到恐惧。而且在民间还流传这样一种说法,即缠腰龙如果在腰上缠绕一圈就会死人,这是毫无科学根据的。本病是由带状疱疹病毒引起的,皮损常沿某一周围神经单侧分布,一般不超过体表正中线,更不会围成一圈。除常见于腰、腹部外,还可发生于胸部、四肢、颈部、耳、鼻、眼、口腔等。少数严重者可发生带状疱疹性脑膜脑炎及胃肠道或泌尿道带状疱疹。

得了"串腰龙"一般不会危及生命,患者不必过于紧张,应及时到医院就诊。病情较重或有其他并发症时应住院治疗。患病期间应适当休息,起居有常,心情舒畅,避免局部摩擦,饮食宜清淡、多饮水、多食新鲜水果蔬菜,不宜吃辛辣、腥发动风之品,不宜饮酒,以利于康复。

92. 春季如何防头痛

在一年四季中,春季头痛患者最多,这是为什么呢?主要有如下几种原因。①睡眠节律改变。春天白昼时间明显延长,早晨天亮也变早了。人脑中的松果体根据光亮分泌激素,使人早早醒来。人的睡眠时间因为早醒而减少了近30分钟,造成睡眠不足,引起精神紧张,大脑血管反射性轻度扩张,从而发生紧张性头痛。②病毒感染。春季气温上升,但气候不稳,气温变化大,这种温差大的气象条件,容易导致病毒性疾病的发生。人感染病毒后

156

不一定出现典型的疾病,但肯定会发生病毒血症。此时,人体产生抵抗病毒的抗体,去杀灭和清除病毒,引起颅内血管扩张,甚至有轻度颅内压升高,从而出现头痛、恶心、呕吐等症状。③衣原体感染。春季容易发生衣原体感染。衣原体是介于细菌和病毒之间的一种微生物。人体感染衣原体可以发生气管炎、肺炎、眼结膜炎、尿道炎等,衣原体侵入人体可引起明显的头痛、关节痛。④高血压。春季万物勃发,高血压患者的血压往往随着气温升高而上升。血压升高也是引起头痛的原因之一。

因此,春季预防头痛应注意调整睡眠时间,抗高血压和预防感染。如果已经发生了头痛,应查明病因,针对病因进行治疗,不要只依靠去痛片进行治疗。春季预防头痛的方法如下。

(1)自我按摩:平日里可用指尖像洗头那样抓挠或用天然鬃毛硬刷或木齿梳子梳头来进行头部按摩。其具体方法是:从鬓角朝额头向后脑勺缓慢圆周运动,无论采取哪种方式,按摩时都会感觉很舒服轻松。

(2)保持正确的睡眠姿势:睡觉时不要俯卧,因为这种睡觉姿势会使脖子肌肉发麻。如果睡眠不好,反复翻身,可以使用特殊枕头,形状要适合脊椎脖子处的自然弯曲,让脖子有个可靠的依托。

(3)注意科学饮食:饮食中要尽量忌食巧克力、咖啡和可可等食品,因为这些食品含有能够使血管收缩的物质,随着血管的扩张会引起头部疼痛感。对于患经常性头痛的人来说,是由于人体内缺乏镁所致。因此,要多食大豆、全谷食物、海产品、核桃等含镁元素丰富的食物。同时,不要贪酒,最好不要喝深色的酒,因为深色酒更容易引起头痛。

（4）利用睡眠来摆脱:有些人有时候患头痛,是因为睡眠不足所致。所以,可选择一个舒适、光线暗淡的房间舒舒服服地睡一觉,因为充足的睡眠也可摆脱头痛的困扰。但应注意睡觉时不要用被子蒙着头,以免减少氧气的吸入、增加二氧化碳,否则醒来时就极易患头痛。

（5）及早治疗:有医生认为,最好的对策是在头痛刚出现时,即在萌芽状态时就在医生的指导下及时服药。中医学认为,头为诸阳之会,又为髓海所在。故六淫之邪外袭或脏腑阴阳失调,均可导致气血逆乱,瘀阻经络,久则脑失所养而发头痛。

（6）减少视力负担:如果长时间观看电视或操作电脑,就难免会增加视力的负担。因此,每隔1小时左右用手掌掩眼,让眼睛休息不少于30秒钟,然后将手移开,缓慢睁开眼睛。此外,眼睛经受不易察觉的闪烁也会使大脑疲劳而引起头痛。因此,使用照明设备最好是光线柔和的普通台灯和落地灯。

（7）仰首挺胸:在日常生活中,如走路、坐姿均应仰首挺胸,切忌低着头、弓着背,否则会引起肌肉过度紧张。

93. 春季如何防皮肤过敏

经过了寒冷干燥的冬季,脱水干燥的皮肤随着温度上升,细胞开始活跃,油脂分泌增多,所以皮肤比较敏感,容易出现过敏现象。引起皮肤过敏的主要因素：①化妆品引起过敏。使用没有通过国家卫生检验的劣质化妆品及假冒伪劣产品，乱用药物性化妆品使皮肤受到刺激后产生变态反应。不断变更化妆品，由于各种化妆品成分不同使皮肤来不及进行适应性调整。经常使用香味浓烈的化妆品，因香料对皮肤产生刺激而引起的过敏。②皮肤过敏的其他因素。过度的日光照射使皮肤受损伤，会出现红斑、发黑、脱皮等现象。在季节转变、气候突然变化、干湿度差别很大的环境，皮肤都会因难以适应而产生过敏现象；因食鱼虾、牛奶、蛋类等引起过敏；因花粉、灰尘等空气污染或螨虫引起过敏；由于金属饰物、化纤织物、动物皮毛、油漆、染料等的接触引起过敏。

　　预防皮肤过敏注意事项：①注意不要过勤更换化妆品和使用香味太浓的化妆品。如果要更换化妆品最好先试用再选择，试用的方法可在耳朵后面涂上想购买的产品，15分钟后如果不出现过敏现象一般可以使用。敏感性皮肤最好不要多种品牌一起使用。②避免接触可引起过敏的物品。③注意饮食，不要过量饮酒、吸烟和吃海鲜等，以免食物刺激引起过敏。还要保证睡眠，生活要有规律。④春季万物复苏，皮肤敏感的人要避免花粉刺激。同时不要忘记给皮肤涂上保护霜，以隔离污浊的空气、风沙和阳光的伤害，尽量避免在炎热的地方逗留，注意保持皮肤清洁。⑤对于一些喜欢桑拿的朋友，最好在蒸桑拿时用冰毛巾捂住脸，减少高温刺激，避免皮肤受热过度，毛细血管破裂而出现红血丝。

皮肤出现过敏后的护理措施：①皮肤出现过敏后，要立即停止使用任何化妆品，对皮肤进行观察保养。②常用冷水洗脸，选用抗过敏系列的护肤品，如冷膜、敏感面霜和治疗敏感的精华素等，以镇静皮下神经丛，减少毛细血管扩张、红斑等。③忌用陌生的护肤系列，切忌选用磨砂护肤品做全脸按摩。④尽量少化妆或化淡妆。

94. 春季如何防治肺炎

早春季节，温差变化比较大，又是病原微生物大量滋生的季节，因此是肺炎和其他呼吸系统感染的高发时期。中老年人感冒可并发肺炎，患有慢性心肺疾病的中老年人，因肺炎而导致的病死率较高，更应高度警惕。肺炎按病因可分为细菌性肺炎、病毒性肺炎，以及由支原体、衣原体、军团杆菌感染引起的非典型肺炎。临床最常见的是细菌性肺炎。常见病原菌有肺炎链球菌、流感嗜血杆菌、卡他莫拉菌等。其诱因多为上呼吸道感染、受凉，临床症状多为发热、头痛、剧烈咳嗽、咳痰，初为白黏痰，2～3日后可出现黄脓痰，有时可出现铁锈色痰。检验白细胞增高，中性粒细胞可达 80% 以上，X 线片可呈现大片状或斑片状的实变性阴影，痰液中可培养出病原菌。

病毒性肺炎是由流感病毒、副流感病毒、腺病毒等引起的肺炎，其中以流感病毒肺炎最为严重。病毒性肺炎常继发于上呼吸道感染，多见于婴幼儿。病毒性肺炎起病可急可缓，症状有头痛、乏力、发热、咳嗽等，1～2日后呼吸增快，症状加重，两肺可闻及湿啰音，重症患者会出

160

现呼吸衰竭及休克。

非典型肺炎是相对于经典的"大叶性肺炎"而言，因早年发现这种肺炎时其病原体尚未完全明确，临床症状也不够典型，所以称为非典型肺炎。目前，一般把由衣原体、支原体和军团杆菌等介乎于病毒和细菌之间的微生物引起的肺炎称为非典型肺炎。非典型肺炎早期表现为乏力、头痛、食欲下降，继而出现明显的呼吸道症状，如高热、畏寒、咳嗽、全身肌肉关节酸痛，咳少量白黏痰或带有血丝痰，胸部 X 线片可见两肺条索状或点片状阴影，血常规检验白细胞一般正常或偏低，具有传染性，主要是通过飞沫和接触传染，人群密集的地方往往是致病的"高危地带"。与细菌性肺炎相比，非典型肺炎持续时间长，有的出现黄疸、肾功能损害、呼吸困难、发绀、昏迷等肺外表现。痰液中一般很难培养出病原菌，需要做血清学检查，而且在发病初期由于抗体还未形成，结果多为阴性，只有在患病一段时间后血清抗体才能由阴转阳。临床上等血清学检测结果出来后再进行治疗就太晚了。所以非典型肺炎的血清学检查在临床上只有诊断意义，治疗的意义不大，主要靠医生的临床经验和对病情的全面分析判断。

其实非典型肺炎并不可怕，只要做到早发现、早诊断、早隔离、早治疗，会取得很好的效果。目前，在临床上治疗非典型肺炎经常使用大环内酯类（如红霉素、阿奇霉素、罗红霉素等）和氟喹诺酮类（如氧氟沙星、环丙沙星、莫西沙星等）抗菌药，四环素类的多西环素也有较好的疗效。病情控制后要持续治疗2～3周，以避免复发。细菌性肺炎一般使用青霉素类、头孢菌素类治疗即可得到有效控制。

预防肺炎，最重要的是平时进行适当的锻炼，增强体质，提高机体自身的抗病能力；生活要有规律，注意休息，防止着凉感冒；中老年人和孩子在呼吸系统感染季节尽可能少到人群密集的场所去，室内要经常通风，保持空气清新；尽量不要到医院探视高热不退或肺炎患者，如果探视要戴多层纱布的口罩；要养成良好的生活习惯，有糖尿病、慢性支气管炎、肺结核、冠心病和慢性心力衰竭患者要下决心戒烟。无论是细菌性肺炎还是非典型肺炎，都是可以预防的。

呼吸道感染性疾病都有1～2日至数日的潜伏期，此期后人体会出现畏冷、发热、头痛、口干、多汗、关节疼痛、咳嗽等症状，严重者可出现呼吸困难。一旦发现家里人出现以上症状，应立即送医院治疗。

三、夏季养生

95. 夏季如何养生

夏季养生重在精神调摄,保持愉快而稳定的情绪,切忌大悲大喜,以免以热助热,火上加油。心静人自凉,可达到养生的目的。夏季运动量不宜过大、过于剧烈,应以运动后少许出汗为宜,以免运动量过大、出汗过多损伤心阴。对于夏季依然坚持锻炼身体的人可以选择练太极拳,太极拳动静相兼,刚柔相济,开合自如,起伏有序,身端形正不偏倚,正气存于内而风邪不可侵,与自然的阴阳消长相吻合,是夏季最佳的养心运动之一。

夏日的膳食调养,应以低脂、低盐、多维生素且清淡为主。应多吃小米、玉米、豆类、鱼类、洋葱、土豆、冬瓜、苦瓜、芹菜、芦笋、南瓜、香蕉、苹果等,少吃动物内脏、鸡蛋黄、肥肉、鱼子、虾等,少吃过咸的食物,如咸鱼、咸菜等。人们出汗多,食欲不好,可用各种营养保健粥来开胃,并调理身体。如早、晚进餐时食粥,午餐时喝汤,这样既能生津止渴、清凉解暑,又能补养身体。

夏天炎热,易生菌,保持床铺整洁不但可使人有个良好的睡眠环境,而且可以有份良好的睡眠心情。夏季应晚睡早起,以顺应自然界阳盛阴虚的变化,同时适当的午睡以补充睡眠的不足。午睡一般安排在午餐后 15~30分钟,应以卧姿为宜。夏季天气炎热,要尽量避免在强烈阳光下进行户外工作或活动,特别是午后高温时段;在进行户外活动时,要避免长时间在阳光下暴晒,同时采取防晒措施,避免发生中暑。

96. 夏季为什么要重"神养"

暑热季节,骄阳似火,热气蒸人。人体气血运行都要与环境相协调。此时,人们宜静心养神,避免情绪激动而生发肝火。中医学认为,心主神明为君主之官,中医说的"心",不仅仅指心脏,也包括了大脑神经系统的功能。养心,调节情志为先,养生莫若养性,贵在讲究精神卫生。夏天,炎热的暑气往往使人心烦急躁,易怒发火,这对心身健身是有害的。因此,保持一个淡泊宁静的心境,对夏季养生极为重要。要神清气和,胸怀宽阔,思想平静下来,避免心火内生,做到"心静自然凉"。

在赤日炎炎的夏季,要重视心神的调养,要神清气和,胸怀宽阔,精神饱满,如同含苞欲放的花朵需要阳光那样,对外界事物要有浓厚兴趣,培养乐观外向的性格,以利于气机的通泄。养生学家嵇康说:"夏季炎热,更宜调息静心,常如冰雪在心。"这里指出了"心静自然凉"的夏季养生法。在万物欣欣向荣的夏天,应有广泛的兴趣爱好,利用业余时间参加一些有意义的文娱活动,如下棋、游泳、打扑克等。如果条件许可,还可以参加夏令营、外出旅游、消夏避暑等活动,这样既使人们心旷神怡,又可以锻炼机体。

97. 为什么说炎夏养生最宜清

中医有"天人相应"的养生之说，就是说人体要适应自然环境、季节气候的变化。夏天的特点是"热"，故以"凉"克之，"燥"以"清"驱之。因此，夏季养生的关键在于"清"。思想宜清静。盛夏酷暑蒸灼，人容易闷热不安和困倦烦躁。所以，首先要使自己的思想平静下来、神清气和，切忌火暴脾气，遇事一蹦三跳，因燥生热，要防止心火内生，心静自然凉。

饮食宜清淡：炎夏的饮食应以清淡质软、易于消化为主，少吃高脂厚味及辛辣上火之物。清淡饮食能清热、防暑、敛汗、补液，还能增进食欲。多吃新鲜蔬菜、瓜果，既可满足所需营养，又可预防中暑。主食以稀为宜，如绿豆粥、莲子粥、荷叶粥等。还可适当饮些清凉饮料，如酸梅汤、菊花茶等。但冷饮要适度，不可偏嗜寒凉之品，否则会伤阳而损身。另外，吃些醋，既能生津开胃，又能抑制杀灭病菌，预防胃肠道疾病。

居室宜清凉：早晚室内气温低，应将门窗打开，通风换气。中午室外气温高于室内，宜将门窗紧闭，拉好窗帘。阴凉的环境，会使人心静神安。

游乐宜清幽：炎夏不可远途跋涉，应就近寻幽。早晨，曙光初照，空气清新，可到草木繁茂的园林散步锻炼，吐故纳新。傍晚，若漫步徜徉于江边湖畔，那习习的凉风会使你心静似水，神怡如梦，涤尽心头的烦闷，暑热顿消。

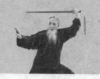

98. 夏季如何防"情绪中暑"

炎热的夏季,人们往往会动"肝火",出现急躁、心烦、暴怒等情绪,心理学家称之为"情绪中暑"。"情绪中暑"对夏季养生危害甚大。特别是中老年人,由于"发火"会造成心肌缺血、心律失常、血压升高,甚至会因此发生猝死,故防止"情绪中暑",乃夏季养生的重要一环。

防止"情绪中暑",首先,要特别注意"静心"养生。俗话说:"心静自然凉。"《内经》亦特别强调:夏季"更宜调息净心,常如冰雪在心,炎热亦于吾心少减。不可以热为热,更生热矣"。故越是天热,越要"心静",遇事戒躁戒怒,心平气和。其次,要根据夏季天气炎热和昼长夜短的特点,及时调整与安排好自己的工作、学习计划。第三,注意夏季的起居养生。居室要通风,通风可以迅速散去人体周围的热气及减少空气污染,使人产生"凉快"的感觉。

情绪与睡眠亦密切相关,睡眠不足,心情会变得急躁。故夏季尤应给自己安排一个严格的起睡时间。一般来说,夏季最佳就寝时间为 22:00～23:00,最佳起床时间为 5:30～6:30。中午亦要"小睡",一般以 30～60 分钟为宜。此外,在饮食方面亦应注意调养,还要因人而宜加强体育锻炼。

99. 夏日如何避免情感障碍

情感障碍在国外改称心境障碍,主要表现为情感高涨（躁狂）或低落（抑郁），或两者交替出现。情感障碍严重者称为情感性精神病。

人的情绪、心境和行为与季节变化有关。在炎热的夏季，约有 16％ 的人会出现情绪、心境和行为异常，这称之为"夏季情感障碍"。该障碍主要有以下 3 种表现：①情绪烦躁，思维紊乱，爱发脾气，自感头脑糊涂，容易忘事。②情绪低落，对任何事都不感兴趣，觉得日子过得没劲。③行为古怪，常固执地重复一些行为动作，如反复洗手、洗脸等。

现代医学研究结果发现，夏季情感障碍的发生与气温、出汗、睡眠时间及饮食不足关系密切。当环境温度超过 30℃、光照时间超过 12 小时，情感障碍发生率明显上升。在炎热的 7～8 月份，一般人的睡眠时间和饮食量都有所减少，加上出汗增多，人体内的电解质代谢容易出现障碍，通过影响大脑功能活动而致情绪、心境和行为方面的异常。因此，在炎热的夏季，应尽可能增加睡眠时间。当气温过高时，中老年人就不宜再做体育活动，以免体能消耗过多。另外，不要轻易减少饮食量，为避免电解质代谢紊乱，在出汗多时要适当补充盐分，以菜汤、果汁补充为佳。

167

100. 为什么夏季宜养阳

中医理论认为，阳气就脏腑功能来说，指六腑之气；就营卫之气来说，指卫气；就运动的方向和性质来说，则行于外表的、向上的、亢盛的、增强的、轻清的为阳气。夏

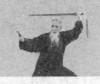

季3个月,万物茂盛,天地阴阳之气都交汇在一起,万物开花结果。夏天人们可以适当晚睡一些,早晨要早起一些去迎接清晨的阳光滋养,不要怕热,不要怕阳光的照射,夏季就应该外散的。

夏季是培养阳气的时候,是发散的时候,不要过分贪凉,过多的吃冷饮,吹空调,只能让我们失去发散的良机,损害身体的阳气,进而导致一系列的问题。饮食方面可多吃一些时令的水果以消暑,如西瓜具有清热解暑、生津止渴、利尿除烦的功效;还可以喝点夏季解暑的佳品绿豆汤。另外,乌梅汤可以祛暑开胃。在用食物消暑降温和祛暑解烦的同时,应注意呵护自身的阳气,可以适量食用一些大枣,避免过多的凉性食物损害脆弱的胃,平时做菜适当地多吃一点姜。

夏季外界阳气最旺,应该在清晨,天气并不是酷热难耐的时候,多到户外活动,这样可补充身体能量、调畅气血、养护阳气,但夏天不宜运动过度,出门应做好防晒。清晨,进行散步就是很好的运动,既可放松身心,又可固护阳气。

101. 夏季如何防湿邪侵袭

湿为阴邪,易伤阳气,尤其是损伤脾胃阳气。在盛夏是心与之相应,而在长夏,则是人体五脏之一的脾脏与其相应。所以,长夏的湿邪最易侵犯脾胃的功能,导致消化吸收功能低下。中医营养学认为,长夏的饮食原则宜清淡,少油腻,要以温食为主。如元代著名养生学家邱处机主张夏季饮食应"温暖,不令大饱,时时进之……其于肥腻当戒"。也就是说,长夏的饮食要稍热一点,不要太寒凉。亦不要吃得太多,但在次数上可稍多一些。在我国一些南方地区,不少人有吃辣椒的习惯,这是因为吃辣可以促使人体排汗,在闷热的环境里增添凉爽舒适感。另外,通过吃辣可帮助消化,增加食欲,增加体内热能,从而有助于人们防止在高温、高湿的时候,出现的消化液分泌减少、胃肠蠕动减弱现象。

防止湿邪侵袭,在居住环境上就要切忌潮湿。中医学认为,"湿伤肉",即感受湿邪,易损伤人体肌肉,如常见的风湿性关节炎等。《黄帝内经》中又指出:"伤于湿者,下先受之。"下,指人体下部。意谓湿邪伤人往往从人体下部开始,这是因为湿邪的形成往往与地的湿气上蒸有关。故其伤人也多从下部开始,如常见的脚气、下肢溃疡、妇女带下等。因此,在长夏,居室一定要做到通风、防潮、隔热。有些国家对儿童风湿病的研究结果证明,50%以上的患儿,是由于住在潮湿的屋内造成的。

102. 为什么夏日忌潮湿

初夏时节,潮湿的气候里,汗水不能被空气完全吸收掉,汗水聚集在皮肤表面,引起体温升高,使机体的热平衡受到破坏。在黄梅天,有心绞痛、心动过速、胃炎、风湿等疾病的人容易发作。

潮湿天气还会影响人的某些生理功能,例如,人对时间、空间的判断力减退,神经反应速度变慢。湿热天气里,人体出汗较多,化脓性皮肤病和真菌病明显增高,手癣、脚癣、体癣也容易活跃起来。如果不注意个人皮肤卫生,就容易发生疖、痈和脓疱疮。平时皮肤呈酸性,对微生物的侵袭有抵抗作用,出汗可破坏皮肤酸性保护层,使皮肤上的微生物得以进入皮肤。头发因吸收过多的水分而伸长 2.5%,弯发更加弯曲,直发萎蔫。在潮湿的季节里,人们容易患头痛、溃疡、皮疹、眩晕、腹痛、胸部疼痛、抽筋、视觉障碍等病症。潮湿的气候有利于细菌生长繁殖,这更大大增加了人体患伤寒、痢疾等各种消化系统疾病及皮肤病的机会。

103. 盛夏如何防中暑

在高温环境中(室温超过 35℃)或在烈日暴晒下,劳动时间较长,且无足够的防暑降温措施,尤其在湿度较大、通风不良的情况下容易中暑。中老年人、体弱多病者、肥胖者及一些有心、脑、肾慢性疾病患者更容易中暑。另外,露天作业者和旅游者也容易中暑。

中暑症状:轻的中暑患者一般表现为头昏、头痛、恶心、口渴、大汗、全身疲乏、心慌、胸闷、面色潮红等症状,体温可升高到 38℃以上;或出现面色苍白、四肢湿冷、血压下降、脉搏增快的虚脱症状。重者可表现为高热,体温超过 41℃,无汗,意识障碍,手足抽搐,甚至出现休克、心力衰竭、肺水肿和脑水肿等。

在气温高的情况下,年老者、体弱多病者尽量不要到室外活动,尤其不要长时间暴露在烈日下。现在多数居民安装了空调,但不要把温度调得过低,否则室内外温差太大容易引发感冒,也易加重中暑。在高温环境下工作或在室外活动者,尽量多饮一些水,尤其要喝些淡盐水,同时应穿长袖衣服,戴草帽,撑阳伞遮阳,还可服一些仁丹(是由丁香、陈皮、薄荷脑、冰片、豆蔻、藿香、肉桂、朱砂等纯中药制成),使用清凉油等降温。

如果一旦出现上述症状,应立即离开高温环境,至阴凉通风处安静休息,补充清凉含盐饮料。体温升高者予以物理降温,如冷水擦浴,腋窝、腹股沟处放置冰袋,重者送往医院抢救。

104. 夏日为什么也应防受凉

夏日炎热,夏夜闷热,此时不要因为怕热贪凉而露宿在外,因为深夜冷露侵入,易使人受凉而患感冒。晚间乘凉,时间也不宜过长,在城市也不宜超过晚上 23:00。夏季睡觉时不宜长时间吹风扇,更不宜夜晚露宿。在有空调的房间,注意不要让室内外温度相差太大。纳凉时不要在房檐下、过道里。可在树荫下、水亭中、凉台上纳凉,但不要时间太长。贪凉过度、彻夜露宿,或电风扇不离身,或长时期待在空调房内,这样的消暑降温方式均是夏季养生的大忌,对身体健康不利。

元代养生专著《摄生消息论》中指出:"檐下过廊,弄堂破窗,皆不可纳凉,此等所在虽凉,贼风中人最暴。"因为夏季暑热外蒸,汗液大泄,毛孔开放,机体最易受风寒湿邪侵袭。如果不注意养生,人体气血虚弱,再遇外邪侵袭,很容易引起手足麻木不遂、面瘫等疾病。故夏日外出时要戴草帽、打太阳伞等,避免在烈日下待得过久,以防中暑;湿衣服及汗衣皆不可久着,以免暑热并袭,身生疮毒;纳凉睡觉时,特别要注意盖好腹部。此外,汗衣不宜久穿,潮湿地不能睡觉,淋雨必须热水冲洗,切忌街头露宿,节制生冷瓜果的进食等,皆为预防湿邪袭人的必要措施。

夏日天气炎热,游泳是最佳的运动锻炼方式之一。但一些人饭后立即去游泳,以求降温,这反而对养生不利。饭后若人体大量出汗,全身皮肤表面毛细血管及毛孔就会扩张,以利于散热。此时,如果跳进水里游泳,全身皮肤大面积接触冷水,就会因体温骤变和冷刺激而易受凉患病,甚至发生抽筋等意外。饭后游泳,体内的血液不得不优先供应运动器官,消化器官的供血量大大减少,消化液的分泌受到抑制,直接影响消化和吸收。另外,水对腹部的压力亦会影响胃肠的正常蠕动,妨碍食物与胃液、肠液等消化液的充分混合,久之会导致胃肠道疾病。

一般认为,感受风寒是冬天的事,夏日高温之时纳凉露宿犹恐不及,又怎会有风寒感冒呢?其实,这正是认识上的误区。盛夏酷暑,外界温度高,人体体温调节中枢为了保持身体温度的平衡,就要不断向外散热,使体表的毛细血管扩张、汗腺敞开,以排汗降温。中医把这种现象称为"腠理疏泄,卫阳不固"。由于夏季炎热,人们睡眠差,吃得少,容易疲劳等原因,使本身抵御外邪的能力降低,因此容易着凉。夏天感冒多数是夜间睡觉时开窗或开电扇或室外露宿或突遭雨淋受凉所致。这就是中医中常说的"虚邪贼风"乘机而入的缘故。风寒感冒的主要症状是怕冷、发热、咳嗽、头痛、全身酸楚、乏力无汗等,治疗应该以疏散风寒为主,可以喝点热姜汤、红糖茶或午时茶。

夏夜着凉虽是小恙,但有时也会并发扁桃体炎、气管炎、关节炎,甚至肾炎、风湿性心脏病等。出现严重症状时应尽快去医院就诊。只要像冬天那样随着气候变化而增减衣服,晚上睡觉时胸腹部盖好被褥,大汗后不洗冷水澡,不贪图一时的凉快,雨淋后立即擦干,换上干衣服,或喝些姜汤,夏夜着凉是可以防止的。

105. 夏季如何保护好肠胃

夏季胃肠道疾病是常见病、多发病。中老年人因为生活一般比较节俭,剩菜、剩饭也舍不得扔掉,有的中老年人则不注意食物的保质期,或是过了期也觉得没什么,都吃进肚子里。引起急性胃肠炎的食物主要有肉类、蛋奶类、豆制品、鱼虾、糕点等。由于这些污染食物的致病菌不分解蛋白质,因此被污染的食物通常没有感官性状的变化,容易被忽视。可是如果进食了这些有毒食物,在6～12小时后患者常有恶心、呕吐、腹痛和腹泻,排黄绿色水样便,重者粪便中带黏液和脓血等症状,有时候,患者体温可达 38℃～40℃。

很多生的食物也可能带有致病菌,因此进食未经彻底煮熟的海鲜(如虾、蟹、蚝等)或进食未经洗净的蔬菜、水果等,易引发胃肠道疾病。肠道疾病的典型表现为腹

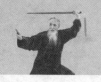

痛、腹泻、脱水、电解质紊乱，从而引发各种精神、躯体症状，严重时可威胁生命。

夏季选购食物时，切勿光顾无牌食品及路边贩卖熟食的小贩，应该尽量选购新鲜有保障的食品；在家处理食物时，应用清水彻底洗净食物，将食物煮透后再进食；从冰箱内取出的肉类和豆制品等熟食要加热消毒后再食用；在处理食物及进食前，应将双手彻底洗干净；做熟的食品放置时间不要过长，最好在出锅后尽快吃掉，避免存放剩余食品。如要保留吃剩的饭菜，应冷藏保存，再进食前需彻底加热，若怀疑是变质食物应立即倒掉。

生、熟食物一定要分开处理及储存，避免熟食与生食接触，生、熟食的刀具、案板要分开，避免交叉污染。外出就餐时应该去信誉可靠的餐馆，慎食海产品及腌制食品。进食自助餐时，应小心选择进食冷冻食物，如刺参和生蚝等，且不宜过量进食，以免导致肠胃不适。不要误信盐、醋、酒及芥末等具有杀菌功能。夏季食用冷饮要适度，冰箱储藏食物时间不宜过长。

旅游期间更应注意饮食卫生，特别是对海产品和肉类食品的食用；不暴饮暴食，尽量减少到外聚餐的次数。如发现病情应尽早到医院的肠道门诊就医，以免延误病情，危及生命。

106. 夏日如何防晒伤

没有太阳，就没有生命，自然也就不会有人的健康。日光包括紫外线、可见光和红外线。日光对人体健康有极其重要的作用。日光能杀菌,使污染的大气氧化,具有清洁大气的作用。紫外线可杀灭细菌、病毒,可用于空气和水的消毒。日光对人的皮肤也很重要,紫外线有助于控制和杀灭皮肤表面的有害细菌,还能使皮肤中的黑色素原通过氧化酶的作用转变为黑色素,使皮肤色素沉着,起到保护皮肤和防止内部组织过热的功效。此外,紫外线还能刺激血液再生,增强机体包括皮肤的免疫力。红外线对机体主要有加热性能。长波红外线一接触皮肤就被吸收而产生温热效应;短波红外线有较强穿透力,可使深部组织温度升高,血管扩张和充血,促进新陈代谢和细胞增生,故能改善血液循环和营养供给。

但是,过度暴晒却是有害的。日光皮炎和日光疹是夏季的多发病,但无伤大雅。另一类非炎症性日光损害,如日光性角化症、日光性肉芽肿等,则属于增生性的,一旦失控就可能癌变。过度日晒也是良性色素痣转为恶性黑色素瘤的重要诱因;紫外线可诱发出多株动物肿瘤(皮肤鳞状与皮癌、纤维肉癌等);过度的紫外线照射,可使皮肤丧失弹性,表皮粗糙,过早地出现皱纹,久而久之,能导致皮肤癌;紫外线不仅可使正常细胞转化为癌细胞,由于免疫系统遭到干扰,它还能妨碍宿主摧毁癌细胞。此外,紫外线全身照射对机体的特异免疫反应还有明显的抑制作用。紫外线可划分成 3 个范围:①紫外线-C(200～280毫微米)可被脱氧核糖核酸(DNA)强烈地吸收,因而它对细菌和病毒有毒性。②紫外线-B(280～320 毫微米)可使皮肤晒黑及引起皮肤癌,使皮肤严重老化。③紫外线-A

175

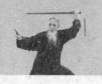

（320～400 毫微米）对晒黑皮肤、引起皮肤癌及皮肤老化的作用很微弱。日光能激发或加重红斑狼疮，使多数患者对紫外线过敏，经阳光暴晒后皮疹增加，病情加重。另外，炎夏季节，强烈的阳光照射还可使人体过热，引起中暑。因此，阳光的作用有利有弊。紫外线-B 的能量很大，可以射透皮肤内部，容易导致毛细血管充血，还能破坏蛋白质，损伤真皮弹性纤维，使皮肤缺乏弹性。因此，防止光辐射，实际上是指防止紫外线-B 辐射。紫外线-B 是通过大气中的臭氧层照射到地面的，当太阳处于斜射方向时，穿越大气臭氧层照射到地面上的中波紫外线最多、最强。这段时间大约是在上午 10:00 前和下午 17:00 之后。尽量避开这段时间的太阳光对减轻和减少光危害有实际意义。

光敏物质或光感物质能诱发或激发光敏反应。对大多数人来说，完全不晒太阳，不大可能。但尽量少晒是不难做到的。可是，一旦沾上光敏物质，仅是一般性地接触日光，也可能发生强烈的光敏反应。先天性光敏者为数不多，而光敏物质激发的光敏反应却时有所闻。曾有光过敏病史者、过敏体质者、近期内户外活动频繁者，要更加警惕，尽量不接触、不使用或食用可能的光敏物质。

107. 夏天为什么要少戴变色镜

变色镜又称防太阳眼镜，这种眼镜在室外（或阳光下）光线强烈照射时，镜片颜色会渐渐变深，可以保护眼镜免受强光刺激；进入室内，光线减弱，镜片颜色渐渐变浅,保证了对景物的正常观察。夏季阳光较强,街上戴变色镜的人比比皆是,有人用它保护眼睛,有人用它增加风度。但是,长时间戴变色眼镜利少弊多。

变色眼镜之所以变色,是由于这类眼镜的镜片中含有变色物质卤化银,这种物质随光线的强弱而发生变化。日光中包括紫外线、红外线和可见光,戴上变色镜后,由于可见光减弱,瞳孔长时间处于扩大状态,使紫外线进入眼睛的量成倍增加,可对眼睛造成伤害;过量紫外线照射可引起角膜水肿,失去原来的光泽和弹性,使瞳孔对光反应迟钝,视力下降;紫外线的长时间作用,还可导致晶状体硬化和钙化,诱发白内障。另外,少数对紫外线过敏的人,还可能引起中心视网膜炎等眼底疾病,严重损害视力。

中老年人更不宜戴变色眼镜,因为中老年人视力调节能力逐步衰退,写字、看书读报时要求光线充足,而明亮的光线会使变色镜颜色加深,瞳孔随之扩大,造成眼球的前房角狭窄,房水引流不畅,时间长了,易诱发青光眼;600度以上的高度近视者常戴变色眼镜可使近视程度加深。

108. 夏季如何正确使用花露水

花露水是传统的夏季护理产品,祛痱止痒、提神醒脑、防蚊虫叮咬,花露水的这些功能已被人们所广为应用。但是,花露水也有给人带来麻烦的时候,由于一些人不严格按照产品说明中的要求严格避火使用。

花露水与白酒、摩丝、香水一样,是使用和保管都应该非常注意避火的物品,这是因为花露水含有食用酒精,因而具有易燃性。因此,涂抹花露水后千万不要立即使用明火,如点蚊香、点烟或使用明火灶具等。花露水的储存也应该尽量放置于阴凉处,切勿暴晒。另外,儿童应稀释5倍后使用,应尽量不要让儿童单独使用和玩耍花露水。

值得注意的是,"虫咬皮炎"的患者不要涂花露水。虽然居室表面看起来很干净,但仍会有一些肉眼难以发现的席螨、粉螨、尘螨等螨虫叮咬人体皮肤,其分泌的神经毒素、溶血毒素会引起皮肤炎症反应,有些人会发生水肿性红斑、风团、水疱等,但大多数人可无任何皮疹。

螨虫叮咬人体后,导致的剧烈瘙痒感,尤以晚间为甚,此时若用花露水、红花油、清凉油、风油精等止痒,里面的薄荷、樟脑等成分不但不能改善局部炎症,反而产生变态反应,导致接触性皮炎。所以,此时不要自行涂抹花露水等止痒,如皮疹范围大或有剧痒,有的还会发生感染,这时要尽快就医,使用相应的药物。

109. 冰箱病是怎样一回事

冰箱病指的就是人吃了存放在冰箱中的食物,引起腹泻或是肠胃疾病的不良反应。食用从冰箱取出的食品不当可能引起形形色色的冰箱病,如冰箱头痛、冰箱肺炎、冰箱胃炎、冰箱肠炎等。生活中很多人以为食物放进冰箱就万事大吉了,把冰箱当成了"消毒柜、保险箱"。其实,冰箱不具备灭菌功能,只能推迟食物腐败变质过程。很多家庭使用电冰箱很少进行过认真的清洗、消毒,更为细菌的繁殖创造了条件。

食品放入冰箱内,不可避免地会接触到冰箱内壁,这样就会污染食品。吃了这种被细菌污染,而又未煮透的食物,就会染上"冰箱肠炎",其症状为恶心、腹痛、腹泻,并伴有发热,极容易误诊为阑尾炎。预防冰箱肠炎的方法是定期对冰箱进行清洗、消毒,夏季每周 1 次。生熟食品分仓分放,并用塑料袋加以封装,防止互相感染。食品存放时间不宜过长,存放的熟食、瓜果一定要加热煮沸或洗涤干净后再吃。此外,冰箱里存放食物不要太多,东西之间应有空隙,以利空气对流。

夏天刚从冰箱冷冻室取出的食品温度一般在－6℃以下,而口腔温度在 37℃左右,两者温差悬殊。若快速进食,可刺激口腔黏膜,反射性地引起头部血管痉挛,产生头晕、头痛、恶心等的一系列症状。因此,冰箱内取出的、不能再加热的食品,宜在室温下放置一段时间后再食用。

110. 摇扇消暑有什么好处

夏日摇扇可以纳凉消暑、养生健身。摇扇,是一种需要手指、腕和局部关节肌肉协调配合的上肢运动。夏日坚持进行摇扇运动,正是对上肢的关节肌肉进行锻炼的极好机会,可以促进肌肉的血液循环,增强肌肉力量和各关节协调配合的灵活性,防止运动不足症。

中老年肩周炎是由于肩关节长期缺乏活动引起的,

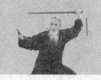

而摇扇运动正是肩关节锻炼的最好方式,可大大加强肩关节肌肉韧带的力量和协调性。所以,中老年人在夏日经常摇扇纳凉,可有效防治肩周炎。

摇扇是一种单侧肢体运动,不仅可锻炼肢体的关节肌肉,还可锻炼大脑血管的收缩和舒张功能。由于大脑对身体的控制是交叉的,左脑半球支配右侧肢体,右脑半球支配左侧肢体。然而,中老年人往往长期习惯使用右手,左手运动较少,造成左脑半球锻炼有余而右脑半球锻炼不足。中老年人脑出血发生部位大多在右脑半球,这正是由于左手运动较少,使得支配左侧肢体活动的右脑半球血管得不到锻炼而显得比较脆弱。因此,中老年人在夏日应有意识进行左手摇扇,通过加强左手经常性运动,可以活化右脑,改善左侧肢体的灵活性和失用性萎缩,还可以增强右脑半球血管的韧性和弹性,从而减少脑出血等血管疾病的发生。

中老年人手摇扇子,可以根据天气情况和自己身体健康状况控制风速快慢和风量大小,这样能很好地避免因电风扇风量大、风速猛和长时间吹风带来的身体不适和疾病。

111. 为什么要防止电风扇吹过头

夏日长时间吹电风扇对养生健身是有害的。电风扇使用不当甚至会引起猝死。

用风扇伴眠,对着人体不断吹风时,由于流动空气的传导和对流作用,身体吹到的一面体表热能迅速散失,皮肤血管和汗腺随之收缩，吹不到的一面皮肤温度仍然较高，表皮血管及汗腺仍是舒张的，因体温中枢来不及调节，就会引起机体生理功能紊乱，出现头昏头痛、乏力懒散、腰酸背痛、鼻塞流涕等症状。

直对电风扇连续吹风常常使人头晕头痛、疲倦乏力、食欲减退。长时间大风量地吹拂头部，甚至会使面神经发生痉挛收缩，随之肿胀、缺血和瘫痪麻痹，出现眼睛闭合不全、口角歪斜，不能做皱眉、鼓气、吹口哨等症状。有人睡觉时吹风还会引起关节酸痛和落枕。另外，电风扇的"回旋风"对耳膜也会产生有害影响。

使用电风扇时应注意以下几点：①吹电风扇时，头面部不要靠电风扇太近，以免风速太大，使皮肤散热过快。洗澡后或大量出汗时不宜长时间用电风扇吹头部，以防止头部皮肤过度受凉。②吹电风扇时，不要固定吹一个部位，最好来回转动，这样间断轮回地吹风是不会让皮肤温度一下子骤然降低的。③剧烈运动后不宜马上吹电风扇，因为此时汗腺大开，毛孔疏松，邪风极易乘虚而入，轻则伤风感冒，重则高热不退，给人体健康带来危害。④有些人喜欢将身体浸湿后再吹电风扇，经常如此会促发风湿性关节炎。

112. 盛夏为什么要防"空调病"

盛夏来临，空调成为许多家庭的必备电器。空调是一把双刃剑，在炎热夏季使人们感受到惬意清凉时，如过分依赖空调会对人们健康造成伤害。由于空调室内外温差较大,经常出入会引起咳嗽、头痛、咽喉痛、流鼻涕等感冒症状。室内温度如调得较低,衣着单薄会引起关节酸痛、手脚麻木。在空气不流通的空调房呆得过久,容易使人胸闷憋气、头晕目眩。这些症状都是空调综合征,俗称"空调病"。

为了预防空调病的发生,医生建议:要经常开窗换气,最好在开机1～3小时后关机。要多利用自然风降低室内温度,使用负离子发生器。室温最好定在25℃～27℃,室内外温差不要超过7℃,否则出汗后入室,会加重体温调节中枢负担,引起神经调节紊乱。

有空调的房间应注意保持清洁卫生,最好每半个月清洗一次空调过滤网;办公桌不要安排在冷风直吹处;若长时间坐着办公,应适当增添衣服,在膝部覆毛巾加以保护。下班回家后,先洗个温水澡,自行按摩一番,再适当加以锻炼,增强自身抵抗力。

此外,空调车司机也要注意预防空调病。空调车温度不宜过低,车内外温差最好在10℃以内;不要在空调车内吸烟;不要在开着空调的停驶车里睡觉,因车内通风较差,发动机排出的一氧化碳渗漏到车内会使人中毒。

113. 夏季如何保证睡眠有规律

夏季睡眠应按夏令特点调整,凌晨5:00起床,进行适合夏令的体育锻炼,6:00左右进早餐,稍事休息后进行一些力所能及的劳动。到上午11:00,便要停止劳作,准备吃午饭。午饭后要抓紧时间睡午觉,睡上1小时左右的午觉,到了下午 15:00～18:00 点这段时间精神饱满,头脑也清醒,工作效率高。晚上 19:00～20:00 吃晚饭,晚餐后宜休息,闭目养神,有助于消化。30～50 分钟后,可到林荫道散步,放松形体,神志悠闲,让脑子得到休息,使心平气和,情绪安定,散步 20～30 分钟,回来洗浴后休息看电视,或做其他活动。晚上 23:00 前睡觉,这才有益于身心健康。

中老年人要想睡得好,首先要除掉杂念,其次是要有一个好的睡眠环境,室内外要安静,如果声音大于 15 分贝就可能醒来。温度和气压要适宜,最佳睡眠温度为24℃,气压过高过低都会使人嗜睡。饱食后嗜睡、体重的增减都会影响睡眠。饭后不要马上睡觉,因为饭后睡眠,影响消化功能,如在饭后睡觉时,应采取右侧卧式,对消化影响较小。

醒时转动身体,使血液流通,莫贪睡,睡得越多,越易发病。每晚睡眠 10 小时的人比仅睡 7 小时的人,因心脏病死亡的比例高 1 倍,因脑卒中而死亡的比例则高 3 倍。这可能是因为睡眠时血液流动缓慢,增加了心脏或脑内血液凝块的危险,睡眠太久也可能是动脉硬化的表现。

114. 夏季为什么要午睡

夏天昼长夜短,气温较高,人体的新陈代谢加快,能量消耗大,这样供给大脑的血液相应减少,故使人感到昏昏欲睡。因此,对于许多人来说,仅靠夜间的睡眠是不够的,需要利用午睡来加以补充。有益于健康的午睡,以

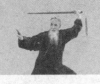

30～60分钟为最合适,午睡只能达到第一阶段睡眠状态,即浅睡而不能向深睡发展,这样睡醒后人的精神会倍增。

　　65岁以上患有动脉硬化或体重超过标准20%的人、血压很低的人及血循环有严重障碍的人,特别是脑血管病变而经常头晕的人,饭后立即午睡尤为危险,因为饭后消化食物的需要,血液流向胃肠增多,而大脑局部相对供血量减少,容易诱发脑卒中。因此,吃完饭后最好先看看书报,做点事,休息10分钟后再睡为宜。

　　午睡要注意躺下休息。坐姿睡眠会加重脑贫血,醒来之后,就会出现耳鸣、头晕、腿软、面色苍白等症状。伏在台桌上睡觉,压迫了胸部,影响呼吸,而且手会发麻。侧卧比仰卧好,有利于胃里的食物流向十二指肠。

　　不要躺在电风扇下或高温处午睡,因为这样做可引起感冒或中暑。不宜睡在树荫草地或水泥地面上,也不要睡在穿堂风处,而且腹部最好盖上被单。因为,人在睡眠时,体温调节中枢功能减退,易受凉感冒。

115. 夏日为什么要多洗澡

　　炎夏,每日都要洗澡,这样做好处很多。洗澡能洗掉积汗和污垢,促进排汗,进而保证皮肤有效地调节体温。洗澡能洗掉皮肤表面孔穴、缝隙里的堵塞物,有利于皮肤的呼吸功能。

　　洗澡能使皮肤和肌肉的血液循环加快,皮肤的各部分获得更多的营养。血液循环加速还能促进新陈代谢,清除乳酸等使人感到疲倦的物质和其他废物,消除人的疲劳，不仅使皮肤舒适，也能使肌肉放松，去除肩肌等处的板硬现象，减轻或消除肌肉痛。温度恰当的浴水对皮肤神经有安抚镇静作用，有助于止痒、止痛和缓解其他不适感或异感。

在浴水中加入各种药物，可使这些药物直接经皮吸收而发挥作用，对许多皮肤病大有裨益。夏天由于出汗多，有些人身上经常会发出难闻的气味，为了避免这一情况出现，除勤洗澡外，可事先在体臭较浓的部位喷上清幽的香水，这些香水会借着体温连同体臭一起发散出来，变成了一种独特的气味，不会让人难以忍受。此外，在身上体温较高的部位也可喷上香水，如前胸、腋下、膝下，香味容易得到发散。

洗澡水的温度很重要，温水和热水能使皮肤毛细血管扩张，汗孔开放，促进代谢废物排泄，去污能力比冷水强，但去脂力也强，使皮肤干燥。所以，皮肤原本干燥者不宜常用热水洗澡。冷水使皮肤血管先收缩后扩张，这对血管运动功能是很好的锻炼，一般浴水温以 35℃～38℃为宜。

116. 夏季祛暑可选哪些药浴

夏天汗流浃背，洗温水澡很舒爽，如在浴水中加入一些祛暑保健药物，尤觉凉爽又消暑。

(1)茶浴：茶叶主要成分有咖啡因、茶碱、鞣酸等，鞣酸可消毒杀菌，收敛伤口。因此，茶水浴身，具有护肤功效。尤其是皮肤干燥的人，经过几次茶浴后，皮肤可变得光滑细嫩。

(2)醋浴:醋的成分主要是醋酸,有很好的抑菌、杀菌作用。将少量的醋加入洗澡水中,搅拌均匀。入浴后周身舒适并可止痒,还可使头发柔软光泽。

(3)橘皮浴:橘皮含挥发性芳香油。将橘皮煎汁,取汁加入浴水中后,浴水清香,使人精神舒畅,有利于健康。

(4)翠衣浴:取西瓜皮若干,去表皮后涂抹全身,五六分钟后,用温水洗净。此法既可防痱子,又可健美皮肤。

(5)菊花浴:用布包适量菊花煎汁,取汁加入水中15分钟后入浴,具有解暑、明目、清热、醒脑的功效。

(6)风油精浴:在洗澡水中加入三五滴风油精,浴后浑身凉爽,还可防止痱子发生。

(7)十滴水浴:将10毫升1瓶的十滴水3瓶加入浴水中,浸浴15分钟,浴后双目明清,体感凉爽,可治痱子。

(8)仁丹浴:一盆浴水放30粒,充分搅拌溶化,入浴后,皮肤沁凉,神态舒畅,有助消暑提神。

(9)大蒜浴:大蒜有抗癌、抗菌、消炎的作用。用大蒜煮汤洗澡,不仅可防蚊叮虫咬,防止皮肤疾病,还有治疗皮肤神经痛及风湿痛的作用。

(10)艾叶浴:艾叶有理气血、逐塞湿、止血、安眠、温经等功效。取新鲜艾叶30~50克,在澡盆中用沸水冲泡5~10分钟,取出艾叶加水调至适宜水温即可沐浴。艾叶浴对毛囊炎、湿疹有一定疗效。

117. 为什么夏季冷水浴要谨慎

夏日冷水浴能使血管先收缩后扩张,增进血液循环效率,而增强皮肤营养,使皮下组织堆积一定量的脂肪,使皮肤富有弹性,不易患皮肤病。冷水浴能锻炼皮肤温觉神经感受器,消除不正常出汗。对全身而言,冷水浴能提高身体对寒冷的快速适应力,不易患因着凉而引起的疾病,如感冒、支气管炎、扁桃体炎、肺炎及过敏性鼻炎等。冷水浴促进皮肤内脏间的血液来回循环,血管的一张一缩锻炼了血管弹性,能预防血管硬化及因此而引起的疾病,如冠心病、高血压病等。冷水浴使内脏血管包括消化道血管内血流量增多,从而加强了消化系统功能。

用冷水浴进行降温时,初起不宜猛然浸全身于冷水中,最好用手或淋浴喷头先泼洒些冷水在身上,或用冷水先淋湿手脚,再以毛巾浸些冷水稍湿润一下前胸后背,摩擦身体片刻后才将冷水淋遍全身,很快拭干至皮肤发红,自觉爽快就说明有好的效果。如感到寒战,应缩短淋浴时间或升高水温。

以下几种人不宜洗冷水澡。①高血压病患者。皮肤一接触冷水,血管就急剧收缩,大量血液涌回内脏,使本来就高的血压更升高。②坐骨神经痛、关节炎患者。神经受寒受凉后,疼痛会更加剧烈。③对冷过敏者。如寒冷性荨麻疹、皮肤瘙痒症患者,在疾病发作期间不要洗冷水澡。

118. 夏季着装有什么讲究

夏装必须有良好的透气性。服装的透气性取决于衣料的密度、厚度、表面形状、弹性及柔软性等因素。夏装

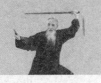

应选择轻、薄、柔软、密度小、内表面不光滑、弹性较好的机织布或针织品，以利于透气散热。夏装的通风性能常与衣服的设计形式有关，一般应以领口部分较大、穿着宽舒、内外换气良好为原则，敞开的衣领、宽大的袖口和裤腿，在活动时有明显的鼓风作用，促使衣服内外空气对流。

真丝衣服柔软光滑，可以让皮肤自由地排汗和分泌，并能加以吸收，从而可以保持皮肤的清洁。过多的紫外线对人的肌肤是有害的，而真丝衣服对紫外线有较强的吸收作用，能够保护皮肤免受紫外线的伤害。夏天高温出汗时，穿着真丝衣服能起到吸湿和放湿透气的作用，有利于调节人体的温度和湿度。

凉帽种类很多，有草帽、布帽、太阳帽等。每种凉帽都有其优点，草帽散热防热性能好，而通风散汗性能差；竹笼帽的防热、散热、散汗性能均好，但是比较重。选用凉帽时，只要能遮日散热、透风散汗就可以了。盛夏戴凉帽，可以遮挡阳光，透气好的凉帽可避免帽内形成高温、高湿。

皮凉鞋通常由天然皮革和橡胶底制成，既能吸湿又透气良好，故穿用性能最佳。合成革凉鞋穿用性仅次于皮凉鞋，价格较便宜。塑料凉鞋缺乏透气性和吸湿性，隔热性也差，但可晴雨天两用，易洗易干，价格低廉，穿着方便。夏天出汗多，要穿单薄、透气、吸湿、排湿好的袜子，才有利于脚汗的挥发，使人感到舒服。

119. 夏用凉席要注意什么

夏天凉席种类繁多,只有挑选得当才能既享受凉爽,又不会损害健康。草席采用灯心草、蒲草、马兰草等编织而成,材质柔软,与皮肤的亲和力强,凉度较低,多受中老年人及体质虚弱的人喜爱。使用过的草席会沾上汗水或灰尘,每日睡觉前应用温水擦拭。

竹席应选竹节长而平、纤维细、质地柔软坚韧的"头青席"。头青即头道篾,最为凉爽柔韧。然而,竹席凉性大,中老年人不宜用。亚麻是天然的束纤维,具有天然的纺锤形结构和独特的果胶质斜边孔,与皮肤接触会产生毛细孔现象,它遇热张开,能将吸收到的汗液及热能迅速传导出去,遇冷则关闭,保存热能,由此具备优良的透气性、吸湿性和排湿性,常温下可使人体的实感温度下降4℃左右,有"天然植物空调"之美誉,亚麻席凉度适中,适宜于中老年人使用。此外,亚麻凉席还具有卫生性好的优点,能抑制真菌和微生物的生长。

牛皮席属于高档凉席,以整张水牛皮制作的为好,其散热、防潮功能优良,凉度适中,且越用越光亮,但价格较高。

无论是何种类型的凉席,使用时室温都不宜过低,尤其是不要长时间开空调,否则,"凉上加凉",对身体没有好处,对年老体弱的人来说更是如此。夜间睡觉最好盖条毯子或薄被,尤其是要保证肩膀、脊椎和腹部等部位不要受凉。

189

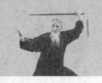

120. 初夏为什么宜做耐热锻炼

夏天的评定标准是日平均气温稳定在22℃以上。在盛夏酷暑的日子里,高温环境对人体是个严峻的考验。人体的热耐受能力与热应激蛋白有关,而这种热应激蛋白合成的增加,与受热程度和受热时间有关。经常处于高温环境中,人的热应激蛋白的合成增加,使人体的热耐受力增强,以后再进入高温环境中,人体细胞的受损程度就会明显减轻。进一步的研究结果还揭示,获得或提高热耐受能力的最佳方法是进行耐热锻炼,即在气温逐渐升高的时期进行锻炼,以达到适应更高温度环境的目的。初夏这一时段,日平均气温的变化正好符合"逐渐升高"的特点,所以是进行耐热锻炼的最好时机。

初夏进行耐热锻炼的具体办法是:每日抽出1小时左右的时间进行室外活动,可选择气温在25℃左右、湿度在70%以下的天气,进行散步、跑步、体操、拳术等锻炼项目。每次锻炼都要达到发汗的目的,以提高机体的散热功能。锻炼不可过分,尤其当气温高于28℃、湿度高于75%时,要减轻运动量,以防中暑。同时,在这一时段内,要尽可能不用电风扇、空调(梅雨季节或湿度较大时,可用空调抽湿),让室内温度经常保持在22℃以上,湿度保持在60%左右。经过初夏1个多月的耐热锻炼,盛夏来临之时,即使室内气温在28℃~31℃,室外气温在36℃以上,人体也不会感觉太热。

121. 夏季运动为什么不宜过量

一些中老年人平日较难察觉的隐性疾病（如心脏病等），可能已影响了健康，这些致命的疾病更可能会因过度运动而被诱发出来。所以，中老年人在任何运动前，都应该了解自己的健康情况，量力而为。

剧烈运动会使体内多项生化指标发生改变。肾上腺分泌的化合物会抑制单核细胞释放细胞因子，细胞因子是机体免疫功能的促发剂。此时，人的免疫功能下降，会降低体内坏死细胞和组织碎片的消除能力，促使组织老化。

不少中老年人有观念上的错误，误以为只要运动就对身体有益，运动越激烈越好，甚至在运动期间即使出现不舒服，仍忍着继续下去，这是非常危险的！运动时，一些不适的感觉已是身体发出的警告，运动者应立即停下来休息，像头晕、头痛、恶心等。

一般来说，运动强度越大，排汗量越多。但出汗的过程主要是为了散热降温，大量的出汗会流失体内的水和盐分，导致人体处于失水状态，这样只能暂时减轻体重，却起不到减肥效果。因此，夏季运动出汗不宜过量。其实，一些无汗运动如散步、骑车，同样可以起到防治各种慢性疾病的作用。一般认为，要达到锻炼的目的，最低限度每周应锻炼 3 次，每次 30 分钟，坚持每日运动 30～45 分钟，免疫细胞数目会增加，抵抗力也会相应提高。

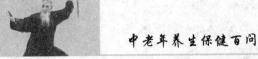

122. 夏季为什么要喝绿豆汤

夏季暑热盛行,绿豆汤是我国民间传统的解暑佳品。中医学认为,绿豆具有消暑益气、清热解毒、润喉止渴的功效,能预防中暑,治疗食物中毒等。现代医学研究也认为,绿豆营养价值较高,蛋白质含量比鸡肉还多,钙质是鸡肉的 7 倍,铁质是鸡肉的 4.5 倍,磷也比鸡肉多。这些对促进和维持机体的生命发育及各种生理功能都有一定的作用。有关试验结果还表明,绿豆可能对治疗动脉粥样硬化,减少血液中的胆固醇及保肝等均有明显作用。

常食绿豆,对高血压、动脉硬化、糖尿病、肾炎有较好的辅助治疗作用。此外,绿豆还可以作为外用药,嚼烂后外敷治疗疮疖和皮肤湿疹。如果得了痤疮,可以把绿豆研成细末,煮成糊状,在就寝前洗净患部,涂抹在患处。绿豆衣能清热解毒,还有消肿、散翳明目等作用。

绿豆的清热之力在皮,解毒之功在内。因此,如果只是想消暑,煮汤时将绿豆淘洗干净,用大火煮沸 10 分钟左右即可,注意不要久煮。这样熬出来的汤,颜色碧绿,比较清澈。喝的时候也未必要把豆子一起吃进去,就可以达到很好的消暑功效。如果是为了清热解毒,最好把豆子煮烂。这样的绿豆汤色泽浑浊,消暑效果较差,但清热解毒作用更强。绿豆与其他食物一起烹调,疗效更好,如防中暑可以喝绿豆银花汤:绿豆 100 克,金银花 30 克,水煎饮用。

123. 如何应对苦夏

"苦夏"并不是一种器质性病变,而是由于气温高、湿度大等气候因素,导致自主神经功能紊乱而诱发。"苦夏"之"苦",始于胃肠。人们常常先感到食欲缺乏、腹胀、便秘或腹泻或两者交替,继而出现全身倦怠无力、心悸、出汗、失眠、多梦等神经衰弱症状,女性和中老年人居多。

"苦夏"现象,轻者一般不会影响身体发育和健康,不至于带来不良后果,且在夏季过去天气转凉后可自行缓解。故对大多数朋友而言,对"苦夏"无需药物。对症状较重者,可在医生指导下,服用谷维素、维生素 C 和复合维生素 B,以利于调节自主神经功能,消除"苦夏"症状。

193

在高温环境中,人体的胃肠往往变得非常"脆弱",突出表现为消化液分泌减少,胃酸降低,这可能是食欲神经中枢被抑制的结果。由此,合理调理饮食并及时补充水分就显得非常重要。

饮食上要食物种类多样化,注意色、香、味、形、质等的搭配,以刺激食欲。可使用蒜泥、姜末、食醋等调味品,以增强食欲。但不提倡食用过多辛辣食物或调味品来刺激胃口,这样做往往适得其反。多食用绿豆粥,可起解热、止渴的作用。多食用新鲜蔬菜和水果,每日保证 500克蔬菜和 2～3 个水果。可多选用苦味蔬菜,如苦瓜等。应注意的是,粗纤维过高的蔬菜,如韭菜等,不宜食用过多,以免导致消化不良和胃肠道不适。多食用鱼类等,减少或避免肥腻的动物食品。每日保证饮水 6～8 杯,纯净

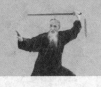

水和矿泉水等均可。从营养学角度看,煮沸后自然冷却的凉开水较易透过细胞膜,促进新陈代谢。习惯于饮用白开水的人,体内脱氢酶活性高,肌肉内乳酸堆积少,不易产生疲劳。因此,鼓励人们夏季多饮用凉开水,并养成定时饮水的好习惯。不提倡过多摄入甜的饮料,更不可用饮料替代水。不可饮用过多冷饮,对中老年人和胃肠功能弱的人,一次饮用大量冷饮,不仅难以起到防暑降温的目的,还会导致急性胃肠炎。

124. 夏季如何防治皮肤病

夏季阳光强烈,气候炎热,不但易诱发许多皮肤病,而且还易使原有的皮肤病加重,所以夏季尤其应积极预防皮肤病,其中常见的有如下四大类。

(1)光感类皮肤病:这是人体对阳光发生强烈反应所致,多见于皮肤白皙的人,对光敏感的机体,或摄入敏感物质如某些食物或药物等。阳光较长时间地照射在皮肤暴露处,会引起手背、面部发红、肿胀,甚至发生水疱,这通常称为光感性皮肤性皮炎。此外,红斑狼疮、雀斑等虽然不属光感性皮肤病,但因阳光照射也可使病情加重。预防光感性皮肤炎主要是注意避免光敏物质和日光直接照射。治疗可服用氯喹、B族维生素、维生素 C、烟酰胺、抗组胺药如阿司咪唑(息斯敏)等。

(2)汗液障碍类皮肤病:在高热天气下,出了汗液排泄不畅,积于皮内而造成。如痱子、汗疱疹、汗腺囊瘤等。预防方法是通风降温,衣着要宽松透气。局部治疗可用

炉甘石剂、稀酒精、5％的福尔马林或1％乌洛托品、痱子
粉等。

(3)微生物感染皮肤病：汗液浸渍皮肤，尘埃黏附，容
易招致葡萄球菌、链球菌和真菌的感染，易引起毛囊炎、
脓疱疮、疖、体癣、汗斑和股癣等。预防方法是勤洗澡，勤
换衣服，避免汗渍，保持皮肤清洁。细菌感染的用抗菌
素，如四环素等，真菌感染用癣药水擦局部或用抗真菌
药物。

(4)接触性皮炎：多因乱用皮肤药物所致，其症状是
接触部位皮肤发生红斑、肿胀、水疱等，自感灼热、痒或
痛。治疗方法，皮肤刚出现红肿时，可用清洁凉水冲洗，
擦炉甘石洗剂和氟轻松软膏等，有水疱者忌挑破，以防细
菌感染。皮炎严重的，可内服抗组胺药如氯苯那敏(扑尔
敏)。

125. 夏季如何防止肠道传染病

夏季炎热，是细菌性肠道传染病的高发季节，此类疾
病发病突然、症状严重，并且常常造成许多人同时患病，
影响很大。因此，防止肠道传染病的措施如下。

(1)食堂和家庭采购副食品要严格把好质量关，切不
可为贪便宜而购买变质的禽、蛋、肉和水产品。

(2)菜要烧熟煮透，吃剩的菜放在冰箱里过夜再次食
用时应重新回锅加热。

(3)购买易生虫的蔬菜如鸡毛菜，菜叶鲜嫩无虫眼，
应留意是否被违章使用了剧毒的甲胺磷农药，购回家摘

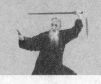

去黄叶后,应用水浸泡半小时以上,中间换水 2~3 次,然后再烹调,但注意不要切碎后浸泡,以免蔬菜中的水溶性维生素流失。

(4)冰箱内储存食品或使用刀、砧板加工食品时,都应该生熟分开。

(5)不喝生水,也不去夜排挡就餐和购买无证经营的盒饭。

(6)饭前用流动的水洗手。

(7)发现食物有异样或异味应立即弃用,不要指望再煮沸烧透能保证安全。

(8)洗干净的碗筷应由其自然干燥,不要擦干后存放。

(9)夏季多吃些醋和大蒜,有助于预防肠道传染病。

(10)一旦发生家庭中同时有 3 人以上出现呕吐、腹泻等肠道传染病症状时,应及时去医院就症,并向疾病控制中心汇报。

126. 夏季如何防止细菌性食物中毒

细菌性食物中毒是由于食入被细菌或细菌毒素污染的食物而引起的疾病,通常是集体暴发,中毒者都有相似的临床症状。食物中毒的患者在发病前短期内都有进食某种致病食物的共同饮食史。潜伏期短、发病呈急性暴发过程,常为进食某一食物后数小时或数十小时内发病。

细菌和毒素一旦随着食物进入人体便可引起食物中毒。科学家们已经发现,沙门菌、变形杆菌、副溶血性弧菌、弯曲杆菌、耶尔森菌、致病性大肠埃希菌等可直接使人生病。这些细菌耐热性不强，56℃时加热 30 分种或 100℃加热 1 分种即可杀死这些细菌。在食物上生长繁殖时产生细菌毒素而引起食物中毒的细菌有肉毒杆菌、韦氏杆菌、蜡样芽胞杆菌和金黄色葡萄球菌等。肉毒杆菌、韦氏杆菌的毒素耐热性稍差，80℃加热 1 小时即可将毒素破坏。金黄色葡萄球菌毒素耐热，100℃加热 1 小时尚不能完全破坏，115℃高温加热 3 分钟方可破坏，因此破坏这种毒素必须用高温。金黄色葡萄球菌常在奶制品、米饭、大豆等含糖类成分较多的食物上生长繁殖，5～6 小时即可产生大量毒素，由于这种毒素难以通过正常的加热方法破坏，食之必然中毒。近年来，科学家们发现蜡样芽胞杆菌产生的毒素耐热性也很强，因而被认为是剩米饭中引起食物中毒的一种新病原菌。此外，椰毒假单胞酵米面菌亚种可引起酵米面中毒和变质银耳中毒，空肠弯曲菌等也是引起食物中毒的致病菌。嗜盐菌又称副溶血性弧菌，它所引起的食物中毒各地都有，尤以沿海地区较为严重。由于嗜盐菌在海产品中较高，若吃了没有煮透的蚬肉、蛤蜊、蛏肉、蚶肉或生吃泥螺，均容易发生食物中毒。其实，嗜盐菌在高温下难以存活，只要将海鲜煮熟煮透，隔顿海鲜加热煮透食之，就不会出现中毒。

要防止细菌性食物中毒，必须注意饮食卫生，加强食品卫生管理。制作凉拌菜的原料必须洁净消毒。厨房用具必须严格做到生熟分开，保持清洁。不吃变质食品，熟肉食品要尽量缩短存放时间，减少污染。食用海产品必

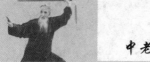

须煮熟煮透。

127. 夏季如何防治结节性痒疹

结节性痒疹是一种皮肤病,临床上以伴有剧痒的疣状结节为主要特征。病因尚不明确,可能与昆虫叮咬、胃肠功能紊乱及内分泌障碍有关,皮损好发于四肢,也可见于腰臀部,最多见于小腿伸侧。皮损初起为淡红色丘疹,以后演变为黄豆至蚕豆大小的半球形坚实结节,表面粗糙呈疣状,为红褐色或灰褐色,可有抓痕及血痂,皮损数目不定,孤立存在。病程慢性,常年不愈,自觉剧痒。

夏季里怎样预防结节性痒疹:①保持生活规律,加强体育锻炼,增强体质,适应寒热变化。②避免强烈抓搔患部,不用热水烫洗,不滥用刺激强烈的外用药物。③积极寻找和去除病因,治疗慢性病灶,调整胃肠功能,驱除肠道寄生虫。

结节性痒疹在临床并不少见。此病非常顽固,不仅对患者身体造成伤害,对患者的精神折磨也很残酷。目前,西医采用内服抗组胺药物及镇静安眠药物,严重时可使用乙双吗啉、沙利度胺(反应停)、雷公藤及糖皮质激素等药物。局部外用糖皮质激素软膏封包或硬膏外贴,也可局部封闭、冷冻治疗。中医采用中药洗浴等方法,但效果都不太理想。夏天防蚊虫叮咬时,注意不要过度抓挠蚊虫叮咬之处,以免引起感染和疾病。

128. 夏季如何防治毒虫蜇伤

夏季常有被蜂、蝎、蜈蚣蜇伤的事情发生,一旦遇上,

三、夏季养生

由于它们的毒液影响，除会引起蜇伤局部疼痛、奇痒、红肿或发生荨麻疹样改变外，严重时还会引起头昏、眼花、发热、恶心、呕吐等症状，个别人甚至出现抽搐、昏迷，可危及生命。

需要注意的是，一是平时注意个人及环境卫生，消灭家里的臭虫、跳蚤、飞虱及其他昆虫，床上的枕头、被褥等用品常洗晒，减少隐藏在其中的螨虫，减少虫咬的可能。二是被毒虫咬伤事件大多发生在荒效野外，因此尽量少去这些地方；即便去，最好穿上长袖、长裤等不易被虫伤着的衣服和鞋子。三是外出游玩出门前可抹些防蚊叮咬的药剂，如百多邦、蚊不叮等。

碰到蜂蜇伤，应立即在螯伤部位寻找蜂刺，可用放大镜寻找，并设法取出。随即用肥皂水清洗伤口，再涂上10％氨水或5％小苏打水。也可采用青苔、鲜夏枯草或野甘草鲜叶捣烂后涂搽或敷于伤处。

蝎蜇伤局部疼痛比较严重，为了帮助毒液排出，一般要用10％氨水或1：5000浓度的高锰酸钾溶液清洗。如伤口肿胀，局部还得用小刀切开引流；然后伤口上涂以10％氨水，或涂用食醋调制的胆矾。

蜈蚣蜇伤后，也要采用肥皂水、10％氨水或5％小苏打水等碱性溶液清洗，接着将等量雄黄、枯矾混合研粉，用白酒调匀后外敷，也可取新鲜桑叶汁或白矾加水研汁涂患处。

无论蜂、蝎、蜈蚣哪种蜇伤，在完成上述局部伤口处理后，还应观察是否出现全身性中毒症状，患者必须大量饮水,并服用解毒的中药,常用处方是半边莲 15 克,紫花地丁 15 克,蒲公英 12 克,生甘草 3 克,用水煎服,直至症状消失;如手边有六神丸或各种蛇药片,也可服用以帮助解毒,如六神丸用量为每次 10 粒,每日 1～2 次。全身中毒症状严重时,必须去医院使用输液、激素等治疗。

129. 夏季如何预防心力衰竭

高温热浪使人体出汗较多,体液丢失快,引起心脏供血不足。同时,夏天人们心情易烦躁、睡眠不足、食欲缺乏,这也是发病的诱因。在高温天气里容易发生心力衰竭的主要是以下一些群体:①曾经突发心脏病患者。②有冠心病等心肌损害者。③高血压病患者。④肺心病患者。⑤心功能不全者。一般来说,头晕头痛、半身麻木或酸软、抬不起腿来、频频打哈欠、语言不清等,是发生脑卒中的先兆;而脚踝部出现进行性肿胀、运动后容易疲劳和呼吸急促,是值得重视的 3 个早期心力衰竭症状。当这些症状明显时,患者的家人应立即拨打"120"急救电话,送患者到医院急救,切不可麻痹大意,以免延误治疗而造成严重后果。

对于上述在高温天气里易发生心力衰竭的高危患者,药店药师应提醒其预防心力衰竭必须做到戒烟、少酒;注意补充水分,即使不渴也要喝一些茶水或绿豆汤,不使血液过分黏稠;保持低脂饮食,多吃些新鲜瓜果、蔬菜、瘦肉、鱼虾、豆制品等,少吃多脂、过咸、过辣的食物,把血液胆固醇水平和血压控制在基本正常的范围内;减少外出和过度劳累。有脑卒中病史或心脑血管病的患者,在高温天气里应在较为凉爽的室内休息,不要做过多体力活动;避免情绪激动;不要将空调温度调得太低,注意房间通风。手边常备急救药物等。

130. 夏季如何预防脑卒中

夏季连续出现的闷热环境极易让人出汗,出汗多机体水分散失就多,血液易浓缩,血液黏稠度大,血小板易于凝聚,血液多呈高凝态势,血流迟缓,极易形成"血凝块性栓子"。

栓子若堵塞冠状动脉则使心肌缺血缺氧而发生心绞痛或急性心肌梗死;栓子若堵塞脑动脉则形成脑栓塞或脑血栓等缺血性脑卒中。尤其是在盛夏湿热季节,缺血性脑卒中的发病率较高。

湿热环境中出汗多的人群,尤其是人过中年者应注意及时补水,以防范或及时纠正血液浓缩、延缓或消除血液过高的黏稠度,对控制缺血性心脑血管病的形成有好处。

日本群马大学草津分院的仓林均医生科学阐明了血黏稠度与脑梗死发病机制的关系,他以20～39岁的男女为科研对象,调研血黏度的血细胞容积值昼夜的变化,发现血黏度并不恒定不变,自中午至傍晚,再到夜间,其血黏度走下坡路;从深夜到黎明,再到上午,其血黏度则再次扬升。

美国医学专家科研报告也表明,早晨 6:00 到中午

12:00为脑卒中的高发时段。此间血浆中儿茶酚胺释放增多、血压升高、心跳加快、血液浓缩、血小板聚集力加强而极易形成脑梗死、脑血栓等缺血性脑卒中。当仓林均先生在零点时给予受试人员200毫升的饮用水时,清晨时发现其血液黏稠度不仅未上升,反而"回落"。因此,白开水等饮用水确实可降低血细胞容积值,降低血黏度。

提倡临睡前饮用1杯白开水、矿泉水等,是预防缺血性脑卒中的可信赖又经济的防病举措。另外,盛夏出汗稍多后应及时补充白开水;餐后喝些绿豆汤、米汤、薏苡仁粥等,少食肥甘厚味,不吸烟、少饮些啤酒或葡萄酒,不饮烈性酒;忌狂喜或暴怒;适度午睡及纳凉;必要时去医院体检,由医生给予溶栓等相关治疗。

131. 夏季如何防治癣

癣是浅部真菌病的简称,主要侵犯表皮角质层、毛发和指(趾)甲,是我国最常见的传染性皮肤病。引起癣的真菌常见的有10余种,不同菌种感染不同的组织和部位,可产生不同的表现。头癣常由黄癣菌、铁锈色小孢子菌、断发癣菌或紫色毛癣菌等所致,而手癣、足癣、体癣、股癣和甲癣等多由红色毛癣菌、石膏样毛癣菌、絮状表皮癣菌等引起。这些致病真菌寄生于人体皮肤可从中获得必需的营养成分。在适宜的温度和湿度下可大量生长繁殖,温度最能影响真菌的生长和繁殖,浅部真菌生长的最佳温度为22℃～28℃。其生长亦需要一定的湿度,最佳湿度因菌种而异,一般真菌在中等湿度的环境里生长较好。因此,长江以南在梅雨季节或夏秋季由于天气温暖潮湿,适宜真菌生长繁殖而更易生癣。

头癣是真菌感染头皮和头发所引起的一种传染性疾病,临床上可分为白癣、黑点癣和黄癣。白癣多见于儿童,到成年时可自愈,其病原菌是铁锈色小孢子菌,常侵犯头顶部,初起时于患部产生白色鳞屑,以后侵犯毛囊,产生毛囊性丘疹,皮肤损害呈点状离心性扩大,常为圆形,无明显炎症,毛发除干燥、失去光泽外,常因变脆而折断,形成参差不齐的秃发区,近毛发的发干上附有白色鳞屑,易拔除。黑点癣也多见于儿童,其病原菌为断发癣菌,初起患部有炎性淡色斑,数日后出现细薄的鳞屑,边缘可有小水疱及少量结痂,皮肤损害可逐渐扩大,病发灰暗无光,发脆易断,一般头发出头皮后即折断,使患处呈黑点状。黄癣的病原菌是黄癣菌,主要侵犯头皮,初起时毛囊口周围有炎性红斑、脓疱及少量鳞屑,数日后皮肤损害逐渐扩大,皮损处有典型的黄癣痂,其表面呈蜂蜜样色,经空气氧化后呈灰白色,边缘翘起,中心微凹陷,有一根或数根头发穿过,捏之如豆渣。去掉黄癣痂后可有少量出血,并露出表面溃疡,患处头发枯黄,失去光泽或逐渐脱落。由于毛囊被破坏,愈后遗留永久性瘢痕性脱发。局部治疗应在去除病灶、清洁头皮的基础上进行。可用5％硫黄软膏,外擦整个头皮,每日1～2次,连续5～7周。2％～5％碘酊外擦整个头皮,每日1～2次,连续5～7周。有细菌感染且糜烂明显时,可先用1∶8000的高锰酸钾溶液清洗后涂金霉素软膏或甲紫糊剂,每日1～2次,感染控制后再用5％硫黄软膏涂擦整个头皮。全身治疗可服酮康唑、依他康唑和灰黄霉素。

手足癣是指由真菌感染而引起的皮肤损害，有一定传染性，可自身传染及传染给别人。由于手足部角质层厚、多汗和无皮脂，有利于皮肤真菌的生长繁殖。因此，青年人和成人的手足癣发病率高。手足癣在临床上分为汗疱型、糜烂型和鳞屑角化型。汗疱型好发于一侧或两侧指（趾）尖端屈面或手掌及足底部，起初为厚壁饱满的小水疱，继而融合成大疱，疱液透明，周围无红晕，抓破后常因继发感染并发丹毒、蜂窝织炎或淋巴管炎；糜烂型好发于第四趾间潮湿、浸渍发白或起小水疱，干固后脱屑，剥去皮屑为湿润、潮红的糜烂面，患者有奇痒，容易继发感染；鳞屑角化型多见于手掌、足跟或足底侧缘，初起常无明显水疱，为小片鳞屑，病程很慢，常多年不愈，皮肤失去弹性，触之粗糙。预防手足癣，应注意卫生，平时要减少化学性、物理性、生物性物质对手足皮肤的不良刺激，不用公共拖鞋及毛巾，鞋袜和脚布要定期灭菌，保持足部清洁干燥，夏天尽可能不穿胶鞋。真菌是一种条件致病菌，当人体免疫功能旺盛时便不易患病，而在人体抵抗力下降时便易染病。对已确诊的患者应及时治疗，如能经常做到保护皮肤，养成良好的卫生习惯，坚持用药，手足癣是能够治好的。

股癣是一种常见的浅表性皮肤真菌感染，发生在腹股沟和会阴部。股癣属于浅部真菌病，其致病真菌主要有红色毛癣菌、石膏样毛癣菌、絮状表皮癣菌及白色念珠菌等。影响真菌生长和繁殖的因素主要有温度、湿度、空气、营养等。股癣的致病菌特别喜欢温暖潮湿的环境，最适宜浅部真菌生长的温度为 22℃～28℃，所以股癣好发于夏秋季，有明显的季节性。常发生于大腿根部靠阴囊的皮肤，可单侧也可双侧同时发病。皮损呈环状或半环状斑片，为淡红色，其上有脱屑，边界清楚，略为高起，上面有丘疹、水疱、结痂。特点是由内向四周呈环形蔓延扩展，中央部分可自愈而变得平坦，略有色素沉着或脱屑。患者自觉瘙痒，损害向后扩展可累及会阴和臀部，损害向前则可累及阴囊、阴茎或阴阜部。搔抓可使表皮破损、渗出和结痂，甚至继发感染而引起毛囊炎和疖疮等。

　　股癣如不治疗可反复发作，日久后局部皮肤发生浸润、增厚呈苔藓化，并有色素沉着，使病情更加复杂，治疗困难。股癣患者男性比女性多，尤其是男性青壮年。这可能与这部分人群活动量大、局部摩擦出汗多、清洁程度差有关。体胖、局部多汗的刺激，以及穿紧身衣裤等，都是促发股癣的主要因素。由于股内侧及腹股沟部皮肤嫩薄，多汗潮湿，加之衬裤覆盖，使局部不易散热，汗液不易蒸发，一旦卫生条件不好，最容易招致真菌侵袭而发病。家庭或同宿舍人员共同应用脚盆、浴盆、浴巾，或互穿内裤、拖鞋等，是股癣主要的传染来源。本人或共同生活人员中患有其他部位的癣，如足癣、手癣或体癣，也可通过手或间接物体传播而产生股癣。许多股癣患者大多是由本人的足癣或手癣感染而来的。夫妻之间的密切接触，可以通过直接或间接的方式引起另一方的感染。长期口服或局部应用大量广谱抗生素或糖皮质激素，以及糖尿病患者、股部神经性皮炎患者等都易患股癣。炎热、潮湿、不通气的工作及生活环境，穿紧身和不透气的衣裤、体力劳动者、出汗过多和卫生习惯较差等都是促发股癣感染的因素。防治股癣，首先要对患者原有的手癣和足癣进行积极的治疗。夫妻双方都患股癣者，应同时治疗，避免使用公共和他人的浴盆和毛巾，集体生活的人更应注意避免交叉感染。治疗期间应勤洗内裤，勤洗澡，保持患部清洁和干燥，尤应注意衣裤勿要过紧。股癣的治疗目前仍以局部用药为主，可使用 3% 克霉唑、2% 咪康唑、1% 益康唑、1% 联苯苄唑等霜剂，效果较好。同时，应治疗其他部位的癣，在损害消退后还应继续治疗 1 周，以巩固疗效。

132. 如何应对夏季过敏症

夏季常见的过敏症主要是过敏性皮炎，包括湿疹、日光性皮炎（紫外线过敏）、防晒化妆品过敏，以及常吃海鲜引发的过敏。这些过敏症以皮肤的斑丘疹、红肿热痛和色素沉着为特点。而夏天皮肤暴露，不但生活起居不便，更影响美观。过敏人群怎样才能使自己摆脱这些烦恼，过一个轻爽的夏天呢？

首先要避免暴晒，要知道紫外线对于健康体质的皮肤也是有诸多危害的，更何况对过敏体质，强大的紫外线 A 和紫外线 B 会穿透皮肤表层，使本来娇嫩敏感的皮肤雪上加霜。其次是从衣食住行上注意远离过敏原，不要穿化纤衣物、塑料凉鞋;尽可能少吃或不吃生猛海鲜;保持屋内湿度,过湿和过干对皮肤都不好;选择防晒化妆品前先在局部试用,确认不过敏再大面积使用。

另外,夏天白昼较长,天气炎热,往往人睡眠时间短、睡眠质量差,这也会导致过敏症经久不愈。因此,睡眠休息一样十分重要。

133. 夏季如何预防肠炎

夏季,天气热,细菌生长繁殖快,每隔20~30分钟就可分裂繁殖一代,一昼夜间可以分裂繁殖60~70次,这样,一个细菌很快就可变为千千万万个。由于细菌繁殖增快,食物容易馊坏变质,吃了就可引起肠道传染病。夏季,气温高,身体需要加强散热,皮肤血管经常处于扩张状态,而胃肠血管却会相对收缩,这样流经胃肠道的血液减少了,胃肠道的抵抗力就会减弱。还有天气热,出汗多,喝水也多,多喝水会把胃液冲淡,降低了胃酸的杀菌能力,一旦吃进病菌,也就容易发病。

夏季,苍蝇大量滋生繁殖,从产卵到孵化成蝇,一代只需10日时间,这样,一对苍蝇在夏季所繁殖的后代的数量是很惊人的。苍蝇混身沾满细菌,有人报道一只苍蝇体表可带1 700万个细菌,通过苍蝇在食物上爬行,可使食物沾上无数病菌。苍蝇还到处乱飞,成了传播肠道传染病的主要媒介,人们吃了被苍蝇污染了的食物,很容易得病。夏季是瓜果成熟的旺季,人们喜欢吃瓜果,而且一般都是生吃的,如果没有洗干净和经过消毒,果皮上的

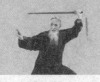

肠道病菌很容易侵入人体而使人得病。不注意饮水卫生也是一个重要原因,喝生水会把许多肉眼看不见的病菌吃到肚子里而使人发病。

夏季要重视饮食、饮水卫生,不宜在家大办酒席,不吃腐败变质的食品,认真做好饮水消毒,喝开水不喝生水,生吃的瓜果、蔬菜要洗干净,同时要做好防蝇、灭蝇,防止"病从口入"。如发现肠道传染病患者,应及时送医院治疗,做好消毒隔离,不让患者的吐泻物污染水源,以免疾病播散流行。

四、秋季养生

134. 秋季如何养生

一般来说，秋季养生可以分为初秋、中秋和晚秋 3 个阶段。初秋之时，欲食之味宜减辛增酸，以养肝气。古代医学家认为，秋季，草木零落，气清风寒，节约生冷，以防疾病，此时宜进补养之物以生气。《四时纂要》要说："取枸杞浸酒饮，耐老。"

中秋炎热，气候干燥，容易疲乏。此时应多吃新鲜少油食品。其次，应多吃含维生素和蛋白质较多的食物。现代医学认为，秋燥症应多食含维生素 A、B 族维生素、维生素 C、维生素 E 类食物，如胡萝卜、藕、梨、蜂蜜、芝麻、木耳等以养血润燥，提高抗秋燥和抗病能力。

晚秋季节，心肌梗死发病率明显增高。医学专家指出，秋冬季节之交（约 11 月份）为心肌梗死的高峰期。高血压病患者，秋冬之交血压往往要较夏季的血压增高 20 毫米汞柱左右，因此容易造成冠状动脉循环的障碍。此时日常饮食中注意多摄入含蛋白质、镁、钙丰富的食物，既可有效地预防心脑血管疾病，也可预防脑血管意外的发生。切忌进食过饱，其晚餐以八分饱为宜，晨起喝杯白开水，以冲淡血液。日间，多喝淡茶，坚持每日喝 2～3 杯茶水，对心脏有保健作用。

135. 秋天调理情志应该注意什么

人体的肺、大肠、皮毛、鼻等与五行中的"金"相配合，也与自然界中的秋天、燥、白色、辛味相联属。因为肺居胸腔内，上连气道，外合皮毛，开窍于鼻。肺的主要生理功能是主气，主肃降，通调水道。其性宣、降。对血液有协助运行的作用。大肠的功能主要是传导糟粕，调整大便。因此，关于上述功能的病症，多与肺和大肠有关。这些疾病与秋天有着密切联系，也是秋天调理情志应该注意的问题。

在《素问·四气调神大论秋三月》里可以得到启示：秋三月，是草木自然成熟的季节。金风渐来，天气劲急。暑湿已去，地气清明。在这季节里，应该早卧早起，鸡鸣即起，使意志保持安定，借以舒缓秋守，不急不躁，使秋天肃杀之气得以和平，不使意志外弛，使得肺气清静。这是适应秋天"收养"的方法。如果违背了这个方法，肺会受伤，到了冬天就会生完谷有化的飧泄（肠从腹泻）。这是为什么呢？因为秋天收养基础一差，供给冬天潜藏之气的能力也就差了。肺的经脉络于大肠，大肠的经脉也络于肺，两者成为表里关系。故大肠排便功能与肺气的活动具有一定关系，互相影响起到相表里的作用。

136. 入秋为什么要防"情绪疲软"

天气凉爽了，但许多人却犯困、精神疲乏。夏季持续高温，导致人体能量消耗透支，入秋必须小心"情绪疲软"。

有人一早上班就无精打采,到了下班时还觉得眼皮沉重,工作也无心打理。问问周围的同事,十有八九都在抱怨自己脸色差、心情糟、身体倦怠,有的人睡了10小时还昏昏沉沉。

夏季高温使人一直处于亢奋状态,出现脾气暴躁、容易发火等"情绪中暑"状况。立秋前后,随着天气渐渐凉快,人也从过激情绪中调整过来,这时就容易因身体能量消耗过多,而出现疲软、困乏等状况,严重者会影响正常生活。

为了摆脱这种"情绪疲软"状态,最好能保持充足睡眠,尽量争取在晚上22:00前入睡。要早睡早起,早晨如能提前进入储备状态,就能防止一上班就犯困。中午适当"充充电",小睡10~30分钟也利于化解困顿情绪。

在饮食上,最好吃清淡些,油腻食物会在体内产生酸性物质,加深困倦。要多吃水果、多喝水,最好是喝绿茶,提神效果远比咖啡好。困乏状态和人体缺氧也有关,因此可在室内放些绿色植物,如吊兰、橡皮树、文竹等植物,能释放氧气、调节室内空气。

137. 秋季为什么要重视起居养生

秋季,人们要早点睡觉,早点起床。早卧既顺应阳气之收,又避凉气入中;早起使肺气得以舒展,助防收之太过。生活在初秋,暑热未尽,凉风时至,应多备几件厚薄不一的秋装,穿衣要酌情增减。

秋季应根据自己的身体状况,调节饮食。秋天空气比较干燥,人易损伤津液,要适量吃些苹果、梨等水果,多喝茶、牛奶等饮料,以满足机体对水分、营养的需要,提高抗病能力。深秋,体内精气开始封藏,进补已易于吸收储藏。因此,体质虚弱的中老年人可以开始对症选食一些清润的补品。

秋天空气温度低,风力较大,人体汗液蒸发很快,皮肤容易干燥,甚至出现口干唇焦等秋燥症状,并同时失去一部分水溶性维生素,秋天饮食应以养阴清热、润燥止渴、清心安神的食物为主。常见的滋养润燥的食物有花生、乳类、梨、苹果、香蕉、芝麻、蜂蜜等。注意多补充水分和维生素,每日都要喝些汤水、稀粥、果汁和稀牛奶。脾胃虚弱或消化不良者可以食用具有健脾补脾胃作用的莲子、扁豆、大枣等。

秋天气候干燥,常使人皮肤干裂,口干咽燥,毛发易脱落,大便易秘结,宜保持室内一定湿度,多饮水,防秋燥。秋季天气多变,衣服增减要适时,体质好的中老年人,可稍穿得少些,提高身体御寒能力。注意不要捂得太严,民间的春捂秋冻就是此意。暮秋,气温较低,风寒邪气易伤人,应及时增穿衣服,谨避伤寒。

138. 秋燥怎么办

按中医五行学说,秋属肺金,也就是说:"金木水火土"五行中,秋属金,肺属金,这个季节,燥是主要现象。炎热的夏季,酷暑掏空了我们人体的津液,而秋燥又进一步步袭击我们。整天忙着事业、忙着挣钱的朋友们,现在最应该做的一件事是补足津液(一是补,二是防丢失。)

秋季要少吃过油、过甜、过辣、过咸的东西;饮食以清淡为主;少喝甜味饮料。多吃粗粮和富含纤维素、矿物质的东西,促进排便。为什么排便与补津液有关呢? 因为长期便秘,"火"发不出去,自然灼烧津液了。多运动,可促进血液循环,津液自然充溢。

饮食宜偏寒凉,而温热类(如羊肉、狗肉、虾、韭菜等)食物少吃为妙。寒凉食物很多,如豆腐、黑豆、梨、银耳、芝麻、百合、藕、海参、蜂蜜、鸡蛋、苦瓜等。

忌情绪过激,问问自己,情绪是不是不稳定? 心情烦不烦? 这些都会产生心火,灼烧津液,使自己口舌干燥。宜吃葡萄、梨等水果。虽然喝水喝茶能防燥,可是仅靠这一点还是不够的。有时间就给自己熬点汤和粥,这也是防燥的要点。

秋季这个季节,能少说话就少说两句,别老"夸夸其谈,口若悬河"。别小看了这一点,它也能防燥。

139. 秋季如何对付鼻燥

干燥性鼻炎经过治疗,大多数可以治愈,且预后良好,但是如果治疗不当或不及时,可并发鼻出血而长期不愈。当鼻炎未能得到及时治疗,影响嗅觉黏膜时,就会出现嗅觉障碍,导致闻不着香臭等气味。

鼻干燥者在局部用生理盐水或油剂滴鼻药液。如复方薄荷油、液状石蜡或鼻软膏,可暂时缓解局部干燥的症

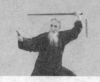

状。但是,需要注意的是,切勿用血管收缩药。然后寻找病因,对工作环境加以改善,如降尘、降温、通风等改善环境条件;加强个人保护,如戴口罩、冲洗鼻腔等。

有些鼻干燥的患者,可能有某些营养素缺乏,因此患者可内服促进细胞代谢、增强免疫功能的药物,如鱼肝油丸、维生素 C、维生素 B_2 等改善鼻干燥。

在治疗鼻燥的同时,日常生活中应对鼻子做好自我防护。不要经常用手挖鼻,这样做会损伤鼻黏膜。正确的做法是每日清洗鼻腔,将结痂浸软然后才取出。为了保护鼻黏膜,气候干燥时,出门时应戴口罩,鼻腔滴用复方薄荷油,或用棉签蘸上药膏轻轻地涂抹鼻腔,起到湿润鼻腔黏膜的作用,减少鼻腔内结痂的机会。

平时多吃一些水果蔬菜,补充维生素 A、维生素 B_2、维生素 C,有助于鼻黏膜上皮的恢复。戒除烟酒,饮食中忌食辛辣、燥热之物,保持大便通畅。

另外,还有一点就是加强体育锻炼,每日花上几分钟做一做鼻部摩擦或按摩鼻穴,用拇指沿鼻梁上下摩擦鼻翼数次,用食指旋转按摩迎香穴数次,加强鼻部血液流通,这是鼻炎患者保护鼻子最简单又有效的方法。

140. 秋季晨起如何防着凉

秋季,从季节变化的角度话保健,早晨起床忌忽视身子着凉。因为秋晨风凉,人们睡在床上,身体中的新陈代谢与各器官活动大大降低了,降至只能维持内脏活动的程度。当然,体温也有所下降。所以,要依靠被单、毛毯之类保温。在此情况下,如果一跃而起,没有披上外衣,跑到盥洗室,很容易受晨风着凉。

秋季最容易罹病的部位就是呼吸系统,如受风寒,吃燥热食物,都很容易导致气管发炎,出现咳嗽、咳痰。最初是干咳无痰,不久就会吐白色的稀痰,以后的痰会逐渐变成黄色而且黏稠。如果不予治疗,炎症可能会向下蔓延,引起支气管炎或肺炎,那麻烦就大了。

有些人经过治疗,病情有了好转,接近痊愈时,便忽视起来,就在将愈阶段停止了治疗,等待它自己痊愈。结果,往往病患拖出一条长长的尾巴,把身体缠得好苦。这条尾巴很可能就是慢性支气管炎。有人说支气管炎是秋天送给疏忽者的礼物,这话一点也不错。

支气管炎分为急性和慢性两种。急性支气管炎,一发病时就出现鼻子堵塞、流鼻涕、打喷嚏、喉咙痛、头痛、头晕、四肢酸痛、倦怠无力等。同时还伴有咳嗽,有时是阵发性的,有时是连续性的。严重的还有胸部发闷、胸痛、食欲减退等症状。发现急性支气管炎时,首先要注意的是不可使身体继续受凉,早晨起床最好穿上外衣,吃容易消化的流质食物,多饮开水,症状较严重时应及时求医诊治。

141. 为什么不能忽视"秋冻"

所谓"秋冻",是指虽然到了秋凉的时节,但也不必忙于加衣服。即使是晚秋,穿衣也要有所控制,做到有意识地让机体冻一冻。因为这一"冻",可以避免因多穿衣服而导致的体热出汗、汗液蒸发、阳气外泄,顺应了秋天阴精内蓄、阳气内收的养生需要。因此,秋季养生忌忽视秋冻。

古往今来,"秋冻"是中医一直强调的一种养生方式。中医早就提出"天人合一"的观点,强调人和大自然和谐同步,生命才能有序。

大自然不仅为人类的生存提供了丰富的营养物质,还蕴藏着使人健康长寿的宇宙奥秘。专家们的研究结果表明,由于人类的进步,医学的发展,生活水平的提高,一些人产生了懒惰、贪图安逸的心理,对大自然的适应能力正在逐渐减弱,有的甚至成了"温室之花",一旦回到大自然的怀抱,反而容易罹病。

人们应该重视对大自然的适应能力。秋天是人们锻炼御寒能力的最好时机,通过对外界气温突然变化的逐渐适应,进一步提高机体的适应能力,使自身抗病能力不断加强,有效地预防上呼吸道感染、肺炎等各种疾病的发生,即使患病,症状也较轻,恢复也较快。同时,加强"秋冻"锻炼,还能提高肌肉和关节的活动能力,促进血液循环,流向四肢骨骼的血液也随之增加,提高抗寒能力。"秋冻"既是顺应自然的养生需要,也是预防疾病的良方。

142. 秋季睡眠有何禁忌

睡眠是人们恢复体力,保证健康,增强机体免疫力的一个重要手段。秋季气候凉爽,人们睡眠的气象条件大为改善,但如果不适当加以注意,睡眠质量将会大受影响。所以，秋季睡眠应该注意如下几个方面。

一忌睡前进食：这将会增加肠胃负担，易造成消化不良，有害身体，还会影响入睡。睡前如实在太饿，可少量进食，休息一会儿再睡。

二忌饮茶：茶中的咖啡碱能刺激中枢神经系统，引起兴奋，睡前饮过浓的茶会因之而难以入睡，饮用过多的茶会使夜间尿频，影响睡眠。

三忌睡前情绪激动：睡前情感起伏会引起气血的紊乱，导致失眠，还会对身体造成损害。所以，睡前应力戒忧愁焦虑或情绪激动，特别是不宜大动肝火。

四忌睡前过度娱乐：睡前如果进行过度娱乐活动，尤其是长时间紧张刺激的活动，会使人的神经持续兴奋，使人难以入睡。

五是睡时忌多言谈：卧躺时过多说话易伤肺气，也会使人精神兴奋，影响入睡。

六是睡时忌掩面：睡时用被捂住面部会使人呼吸困难，身体会因之而缺氧，对身体健康极为不利。

七是睡时忌张口：睡觉闭口是保养元气的最好方法。如果张大嘴巴呼吸，吸入的冷空气和灰尘会伤及肺脏，胃也会因之而着凉。

八是睡时忌吹风：人体在睡眠状态下对环境变化适应能力降低，易于受风邪的侵袭。故在睡眠时要注意保暖，切不可让风直吹。

143. 秋季为什么要重视气温变化

秋天天气虽好，人们还是要注意养生保健。天气转凉时既要逐渐增加衣服,也要适度经受寒冷锻炼,"春捂秋冻"对提高皮肤和鼻黏膜的耐寒力有利,对人体适应气候变化也有帮助。当然,"冻"也要适度,秋天早晨、夜间凉意甚浓,要注意保暖,尤其是腹部。"白露"以后,阴气渐重,天气明显转凉,秋天重回大地。秋天天气与夏天有很大的区别,人们的衣食住行得适时调整。

从夏季与冬季的平均温度之差来看,要相差30℃左右,这30℃是在秋天季节里渐渐降低的。在秋季中往往是下一场雨,气温要下降几度。此外,秋季的日平均温差也要比其他月份为显著,如果在山区,中午热,一早一晚凉则更为明显,有时日平均温差可达20℃以上。

人体对不同气温适应的能力是有限度的,入秋以后稍不注意就会感冒。因此,在气温多变的秋季里,应该积极参加体育锻炼来增强体质,并且要进行各种耐寒锻炼。例如,坚持用冷水洗脸、洗鼻孔、洗脚,如果能坚持冷水浴则更好。还可以做赤脚锻炼,每日2次,每次1小时,以提高皮肤、鼻腔、脚对温度变化的适应能力,加速这些部位的血液循环和新陈代谢,增加身体的抗寒能力和抗病能力,以预防感冒、气管炎等疾病。

秋季应重视体育锻炼和耐寒锻炼,提高人们对冬季严寒的适应能力。同时,还要注意天气变化,早晚注意添加衣服,特别是脚和背部不要受寒,并且注意膳食营养,多吃些高蛋白、高维生素的食物。劳逸结合,生活规律,防止疲劳和过劳的发生。

144. 秋季为什么要重视洗脸护肤

　　秋天易使人皮肤干裂,正确的洗脸方法有助于养生健身。在洗脸之前,要认真洗净双手(平时尽量少用手摸触面部),然后才能用手除去脸上的化妆品。洗脸用水最好是软水,凉开水比直接从水龙头里接的冷水软得多。中老年人皮脂腺渐趋萎缩,皮脂腺的分泌功能减低,洗脸过勤会使皮肤干燥,因此中老年人在秋天洗脸不宜多,宜用中性肥皂。洗完后,将双手掌揩干,对搓至发热,然后两手揉摩脸和颈,以感到舒适为度,并擦上润滑剂。

　　秋季经常洗澡能清除污垢和汗臭,使汗毛孔通畅,保持皮肤良好的排泄功能,调节体温,还能使皮肤和肌肉的血液循环加快,促使机体的新陈代谢。热水洗澡能够刺激兴奋过程,提高中枢神经系统的紧张度,从而增强全身各器官的功能。人们经过热水浴后感觉精神振奋、心情愉快就是这个道理。但热水浴时间不宜过长,一般为10～16分钟,水温以37℃～42℃为宜。

　　对于中老年人来说,洗澡是一种较强的体力劳动,缺氧时容易出现呼吸急促,心跳加快,眼前发黑,甚至晕倒的情况。中老年人洗澡,一要体力和精神好的时候洗;二要注意时间不宜过长,最好在20分钟左右就洗好;三要防止受凉,引起感冒;四要注意安全。此外,中老年人的皮肤干燥,应选用刺激性较小的檀香皂、硼酸皂、卫生皂等。肥皂擦身后,要用清水冲洗干净。

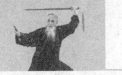

145. 初秋养生如何选择药浴

初秋之时,宜洗药浴。药浴不仅可以促进血液循环,让人体及早适应温度变化的刺激,进一步提高耐受能力,而且还可驱除体内残留的暑气,缓解因酷暑带来的紧张、焦虑情绪。如果能根据体质及患病状况,灵活配伍出适合每一个人的药浴处方,那就既能治病,又可健身。

所以,又有人说药浴是通过药物、水、温度的结合,达到药疗、热敷和水疗的三重效果。而加入的药物所散发出的芳香气味与沐浴时的畅快心情,除了让身心能得到放松,更可对某些关节、肌肉损伤的复原有正面帮助。所加入的药物,可经皮肤、毛孔渗透到体内,再随气血运行到全身各处,达到治病、健身的效果。

目前,常用的保健药浴有温泉硫黄浴、香茅草浴、艾叶浴、当归浴、川芎浴、红花浴、薄荷浴、藿香浴、紫苏浴等许多种类。一般来说,健康人群只要选择1~2种功效不同的药物入浴即可。如硫黄浴可止痒杀虫,香茅草浴则适合各种体质人群,艾叶浴可祛风湿,当归浴可活血通经,川芎浴辛香走串止头痛,红花浴可祛瘀血,薄荷浴可除疲劳,藿香浴可驱内湿,紫苏浴可治感冒等。家庭药浴的制法也很简单,可购买适量药物,以常规煎药法滤出药汁后加入浴缸,注入适量温水稀释即可洗浴。

146. 天凉未寒如何锻炼

秋季登高的保健作用是:能使肺通气量、肺活量增

四、秋季养生

加,血液循环增强,脑血流量增加,小便酸度上升。秋日登高,由于气候的独特,气象要素的变化对人体生理功能还有些特殊的益处。年老体弱者登高时要避开气温较低的早晨和傍晚,登高速度要缓慢,上下山时可通过增减衣服达到适应空气温度的目的。高血压、冠心病等患者更要量力而行。

慢跑也是一项很理想的秋季运动项目,对于中老年人来说,跑步能大大减少由于不运动引起的肌肉萎缩及肥胖症;减少心肺功能衰老的现象;能降低胆固醇,减少动脉硬化,有助于延年益寿。慢跑的过程,实际上也是在经历"空气浴"。一日之中,人们如果有1~2小时到室外呼吸新鲜空气,其中抽出 40 分钟左右进行慢跑,不仅会少染疾病,体质也会增强,精力也会日益充沛起来。

冷水浴锻炼是用 5℃~20℃ 的冷水洗澡,秋季的自然水温正是在这一范围内。常见的冷水浴有以下 4 种:①头面浴,即以冷水洗头洗脸。②脚浴,双足浸于水中,水温可从 20℃ 左右开始,逐渐降到 5℃ 左右。③擦浴,即用毛巾浸冷水擦身,用力不可太猛,时间不宜太长,适可而止。④淋浴,先从 35℃ 左右温水开始,渐渐降到用自来水洗浴。但是,有些人的皮肤对冷水敏感,遇到冷水就会产生过敏症状,如起疹子、生紫斑等,这类特异体质的人就不能进行冷水浴。此外,患有严重高血压、冠心病、风湿病、空洞性肺结核、坐骨神经痛及高热患者都不可进行冷水淋浴。

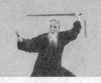

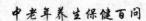

147. 为什么老寒腿的保暖与锻炼从入秋开始

有关资料显示,我国超过 1/6 的人口患有风湿病,还有上升趋势。风湿病是免疫性疾病,往往侵害骨关节及周围软组织,缠绵难愈。根据中医理论,风湿病属于"痹症",是风、寒、湿等外邪侵犯人体,阻塞经络,引起气血运行不畅,轻者导致肌肉、筋骨、关节发生麻木、酸痛,重者屈伸不利。痹症的发生与体质的盛衰,以及气候条件、生活环境有密切关系。研究结果表明,空气的温度、湿度与大气压力等,均会影响风湿病的症状。

风湿病患者在天气转凉时就应注意保暖,特别是病变部位的保暖。每日最好用热毛巾或热水袋热敷 1~2 次,水温保持在 60℃左右,每次 20 分钟(有红肿、疼痛时应遵医嘱),内衣汗湿后应及时换洗。中医讲"正气存内,邪不可干"。所以,加强锻炼、增强身体素质十分重要。运动能促进肢体血液循环,使病变部位血液循环得以改善,减轻关节疼痛症状。因此,风湿病患者应经常参加户外运动,如散步、慢跑、打太极拳、做广播操等。需要注意的是,运动量不能太大,不要过于疲劳。

风湿病患者锻炼的目的是为了维持和恢复关节的功能,但要求与方法应根据体质、年龄、性别不同而各异。若患者处在急性发作期,全身症状明显或关节严重肿胀,则应卧床休息。另外,保持良好的心态也很重要,有些患者正是由于精神受刺激诱发风湿病的,而患了风湿病之后,情绪波动又往往使病情加重。保持好心态,对维持人

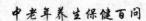

体的正常免疫功能有着十分重要的意义。

148. 秋季锻炼为什么要早动晚静

秋季锻炼应做到动静结合,以早动晚静为要。早晨,动的锻炼以打太极拳等为最佳项目。太极拳提倡"心静无杂念,用意不用力",非常适合于中老年人,它不但以平稳舒展的架式展示了美的造型,而且以前后贯串,连绵不断,完整一气,轻松柔和的动作使人感到协调、自然。每当锻炼结束,就会感到浑身舒服,精神焕发,步履轻松。长期坚持,则对于一些慢性疾病,如高血压、动脉硬化、心脏早搏、肺结核、胃溃疡等都有较为明显的疗效。

晚上,以静养打坐为锻炼的最佳形式。静坐最好是在就寝之前,时间长短要视自己的能力而定,循序渐进,逐步提高。静坐的姿势是把左脚放在右腿上,再把右脚搬到左腿上,双脚背放在股上,双脚底朝上方。静养打坐的要领是:端然正坐,腰直头正,不前俯后仰,不左歪右斜。摆正坐势之后,调整身体,双手合十于胸前,然后眼观鼻、鼻观口、口观心。调匀呼吸,不急不缓,令其自然。思想集中,用一个念头抵制其他杂念的干扰,强迫自己入静。长期坚持静养打坐,不但可以锻炼自己的忍耐能力(如忍腰酸腿痛、忍冷忍热)和意志,而且可以锻炼自己排除杂念,心神专一。静养打坐,表面看似乎文静不动,实际上是外静内动,体内血液循环加强,肺活量增加,新陈代谢加快,所以能起到抗病防病的作用。只要持之以恒,对于修心养性,养生健身,效果是非常显著的。

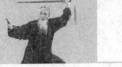

149. 秋季如何练习养肺功

（1）摩鼻、浴鼻：不少人鼻腔黏膜对冷空气过敏，秋季一到，便感冒、流涕。除去必要的治疗外，在夏秋交季之时，经常按摩鼻部很有好处。将两手拇指外侧相互摩擦，有热感后，用双手拇指外侧滑鼻梁、鼻翼两侧上下按摩30次左右，然后，按摩鼻翼两侧的迎香穴15～20次（迎香穴位于鼻唇沟与鼻翼交界处）。每日摩鼻1～2遍，可增强鼻的耐寒能力，亦可治疗感冒、鼻塞不通。如果每日清晨或傍晚，用冷水浴鼻则效果更好。方法是将鼻浸在冷水中，闭气不息，少顷，抬头换气后，再浸入水中，如此反复3～5遍。亦可用毛巾浸冷水后敷于鼻上。

（2）冷水浴：冷水浴对提高身体耐寒能力，促进周身血液循环是十分有益的，它可以预防感冒、支气管炎，也可以改善心血管及神经系统的功能。进行这种锻炼可在夏末开始，先用温水，逐渐改用冷水，同时用毛巾擦身。长期进行这种锻炼，精神清爽，皮肤润泽，不易感冒。

（3）躬身撑体：端坐，全身放松，调匀呼吸，然后，两腿自然交叉，躬身弯腰，两手用力支撑，使身体上抬3～5次为1组。可根据个人体力，反复做3～5组。注意：两臂支撑要用力，用力时，宜闭息、不呼吸。身体上抬时，要尽量躬身。双腿自然交叉，是为了避免借下肢的力量支撑身体。所以，要用臂力，腿不要用力。这种方法可以通达肺气，疏通肺的经脉，具有调养肺气的作用，对风邪伤肺及肺气虚损均有调养的功效。

（4）捶背：端坐，腰背自然直立，双目微闭，放松，两手握成空拳，反捶脊背中央及两侧，各捶 3～5 遍。捶背时，要闭气不息。同时，叩齿 5～10 次，并缓缓吞咽津液数次。注意：捶背时，要从下向上，再从上到下，沿背捶打，如此算 1 遍，先捶脊背中央，再捶左右两侧。这种方法可以畅胸中之气，通脊背经脉，预防感冒着凉，同时具有健胃养肺的功效。

（5）摩喉：上身端直，坐立均可，仰头，颈部伸直，用手沿咽喉部向下按搓，直至胸部。双手交替按搓 20 次为 1 遍，可连续做 2～3 遍。注意：按搓时，拇指与其他四指张开，虎口对准咽喉部，自颌下向下按搓，可适当用力。这种方法可以利咽喉，具有止咳化痰的功效。

（6）按天突：用拇指按压天突穴 10～15 次。具有止咳平喘的功效。

150. 秋季健身有什么禁忌

由于秋季早晚温差大，气候干燥，要想收到良好的健身效果，必须注意如下四忌。

（1）忌运动拉伤：因为人的肌肉和韧带在气温较低的情况下会反射性地引起血管收缩，黏滞性增加，伸展度降低，关节的活动幅度减小，神经系统对肌肉的指挥能力下降，锻炼前若不充分做好准备活动，会引起关节韧带拉伤、肌肉拉伤等。准备活动的时间和内容可因人而异，一般以做到身体发热为宜。

（2）忌受凉感冒：秋日清晨气温低，不可穿着单衣去

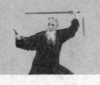

户外活动,应根据户外的气温变化来增减衣服。锻炼时不宜一下脱得太多,应待身体发热后,方可脱下过多的衣服。锻炼后切忌穿着汗湿的衣服在冷风中逗留,以防身体着凉。

(3)忌运动过度:秋天是锻炼的好季节,但此时因人体阴精阳气正处在收敛内养阶段,故运动也应顺应这一原则,即运动量不宜过大,以防出汗过多,阳气耗损,运动宜选择轻松平缓、活动量不大的项目。

(4)忌忽视秋燥:秋天气候干燥,温度较低,是肺气偏旺、肝气偏衰的季节,易引起咽喉干燥、口舌少津、嘴唇干裂、鼻出血、便秘等病症。对于运动者来说,每次锻炼后应多吃些滋阴、润肺、补液生津的食物,如梨、芝麻、蜂蜜、银耳等。

另外,运动后还要多补充水分,多吃甘蔗、梨、苹果、乳类、芝麻、新鲜蔬菜等柔润食物,以保持上呼吸道黏膜的正常分泌,防止咽喉肿痛。

151. 秋季如何防咳嗽

秋风起,秋风燥,不少人又开始了感冒、咳嗽,经久不愈,一些人一直要咳嗽到第二年开春,吃药打针,都不能见效。有时秋天气候干燥,本来身体很好的人也会喉痒咳嗽,干咳无痰。根据临床统计,秋天患咳嗽的人,要比夏天多2~3倍,秋天是最易犯咳嗽的季节。由于秋季气候干燥,空气中缺乏水分的湿润,常可使人的咽喉、鼻有干燥之感。加上秋风阵阵,凉意袭人,使人的皮肤收缩。

人的肺脏十分娇嫩，不耐痰湿和干燥，古人譬喻为悬挂的金钟，稍有外邪犯肺，金钟就会报警，出现咳嗽。由于秋令与肺相应，秋燥之邪更易通过口鼻呼吸道或皮毛而侵犯于肺，影响肺脏清润宣肃的功能。所以，秋天的咳嗽，多以燥性咳嗽为特征。

秋天的燥咳，可有温燥与凉燥之分。一般以中秋节（阴历八月十五日）为界线。中秋以前有暑热的余气，故多见于温燥；中秋之后，秋风渐紧，寒凉渐重，故多出现凉燥。当然，秋燥温与凉的变化，还与人的体质和机体反应有关。温燥咳嗽是燥而偏热的类型，常见症状有干咳无痰，或者有少量黏痰，不易咳出，甚至可有痰中带血，兼有咽喉肿痛，皮肤和口鼻干燥，口渴心烦，舌边尖红，苔薄黄而干。初起时，还可有发热和轻微怕冷的感觉。治疗宜清肺祛风，润燥止咳。凉燥咳嗽是燥而偏寒的类型，常见怕冷，发热很轻，头痛鼻塞，咽喉发痒或干痛，咳嗽，咳痰不爽，口干唇燥，舌苔薄白而干。治疗宜祛风散寒，润燥止咳。

秋风阵阵，秋凉乍起，要注意体质的锻炼和保护，及时添加衣服，预防感冒。秋天生梨上市，每日吃 1～2 个，可养肺润燥、预防咳嗽。此外，金橘也有很好的止咳作用，每日 3 次，每次吃 5～6 颗。

152. 秋燥如何防便秘

由于各种原因而导致 48 小时以上不排粪便者称之为便秘，长期有便秘者称为慢性便秘，又称为习惯性便秘。便秘只是一个症状而不是一种病。便秘的病因众多，饮食中纤维素含量过低、排便姿势不当、中老年人因腹壁、肠壁松弛，排便动力不足，或因失水、失血以后体内水分减少，或经常服用抗胆碱药、解痉药和氢氧化铝凝胶等药物，均可导致便秘。慢性便秘的主要表现为腹胀、胃纳差、恶心、口苦、精神萎靡、头晕乏力，部分患者还有贫血、营养不良等。慢性便秘治疗的原则是针对病因，以改变患者不良生活、饮食和排便习惯，帮助患者中止服泻剂或灌肠，恢复正常排便为主，辅以必要的药物治疗。预防便秘要注意如下几个方面。

（1）要养成定时大便的习惯，在每日清早或餐后大便。在繁忙的日常生活中，力争改变自己的不良习惯，如发现肠蠕动和排便感，就应去厕所，不要因故控制排便。最好是早餐后排便，如能早餐后坚持去厕所，经一段时间即可养成早餐后定时排便的好习惯。

（2）饮食调理很重要，要合理安排饮食结构，多吃富含纤维素的食物，多吃蔬菜、水果，每日早晨可空腹喝 1 杯淡盐开水，应当使每日饮食有足够量以刺激肠蠕动。正常人每千克体重需 90～100 毫克纤维素来维持正常排便，便秘者应适当增加其摄入量，多吃些含纤维素的蔬菜、水果和谷物，如芹菜、韭菜、菠菜、丝瓜、香蕉、鸭梨及杂粮等；在食物中，蜂蜜、脂肪类食物也有较好的通便作用，特别是植物油，如花生油、豆油、芝麻油、菜子油等。重视早餐的摄入量，以促使清晨的胃肠大蠕动；足量饮水，使肠道得到充足水分利于肠内容物通过，起床后或早餐前半小时喝 1 杯冷开水,有轻度通便作用。牛奶中含有易被消化道分解的乳糖等润便成分,如能早餐前喝 1 杯,既可通便,又富营养,对中老年人、病后便秘者尤为适宜。但不宜过多吃糖,因高渗糖利尿后,易使大便干燥。

(3)运动可增加腹肌张力和增强胃肠道蠕动,改善排便动力不足。早晨散步、慢跑、做深呼吸、活动腰肢等,有良好的促进消化和排便作用。

(4)保持豁达健康的精神情趣,避免抑郁的精神状态,多参加一些有益于健康的活动。

(5)许多药物在发挥治疗作用的同时,也可引起便秘。特别是一些消炎药,如诺氟沙星(氟哌酸)、土霉素、庆大霉素等都可引起药物性便秘。有慢性炎症缠身的患者更应密切观察自己的大便变化,及时更换药物。

(6)必要时可在医生指导下服用一些中药,如麻仁丸等。但长期服用泻药,可引起大肠功能障碍,使肠壁神经感受细胞应激性降低,即使肠内有足量粪便也不产生正常蠕动和排便反射,成为泻药依赖性顽固便秘,还可引起结肠和直肠形态学改变。

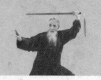

五、冬季养生

153. 冬季如何养生

冬季，人体阳气收藏，气血趋向于里，皮肤致密，水湿不易从体表外泄，大部分下注膀胱成为尿液，无形中就加重了肾脏的负担，因此冬季要注意肾的养护。

饮食上注意热能的补充，要多吃些动物性食品和豆类，补充维生素和无机盐，狗肉、羊肉、鹅肉、鸭肉、大豆、核桃、栗子、木耳、芝麻、红薯、萝卜等均是冬季适宜食物。冬天肾的功能偏旺，如果再多吃一些咸味食品，肾气会更旺，从而极大地伤害心脏，使心脏力量减弱，影响人体健康。因此，在冬天里，要少食用咸味食品，以防肾水过旺；多吃些苦味食物，以补益心脏，增强肾脏功能，常用食物如槟榔、橘子、猪肝、羊肝、大头菜、莴苣、醋、茶等。

冬季作息时间应"早睡晚起"，起床的时间最好在太阳出来之后。因为早睡可以保养人体阳气，保持温热的身体，而迟起可养人体阴气，待日出再起床，就能躲避严寒，求其温暖。

冬季从事体育锻炼对增进健康是颇有益处的，但必须注意体育卫生。冬季易患感冒，患感冒或发热时，千万不要从事剧烈运动。否则，会加重病情，甚至诱发心肌梗死或心肌炎。运动前不要忘记做准备活动。因为在寒冷条件下，人体的肌肉僵硬，关节的灵活性差，易发生肌肉拉伤或关节挫伤。

冬季精神调养要着眼于"藏",即要保持精神安静。此外,还要防止季节性情感失调症,正确的方法是多晒太阳,加强体育锻炼,尽量避免因自主神经功能失调而引起的紧张、易怒、抑郁等状态。

154. 冬季如何注意情绪变化

冬季情绪调适得好,可迎来开春时节的精神激昂、情绪饱满,从而带来全面的健康。冬季万物闭藏,养生要顺应自然,精神要安静自如,恬淡节欲,使神气内藏,宜"知足常乐",养精蓄锐,热爱生活,丰富自己的情趣,开展有规律的活动,以战胜寒邪疾病。寒冬之时,枯木衰草,毫无生机,万物凋零,阴雪纷纷,常会使人触景生情,抑郁不欢。现代科学证实,冬天确实会使人的精神处于悲郁低落状态。要改变这种不良的情绪,最好的方法就是多参加各种休闲娱乐活动,如跳舞、弈棋、绘画、练书法、欣赏音乐、访亲会友等,这样既可以消除由冬季带来的低落情绪,又有利于振奋精神,激起人们对生活的热情和向往。

冬季,以下精神疾病的患者增多:①抑郁症、焦虑症、神经症。患者情绪低沉,想自杀,记忆力减退,对周围事物不感兴趣,对其回顾性调查发现,实为典型的内源性抑郁症患者。②疑病症。这类患者躯体某一部位确有不适,但医生检查不出病理变化,患者却坚信自己有病,不相信医生说他没有器质性病变,这些症状至少持续半年以上。③神经性自主神经紊乱。症状主要涉及自主神经系统支配的器官(心血管、消化、呼吸、泌尿器官等),当患者情绪不好或症状再现时就加重,如心慌、胸闷、呼吸急促、脸潮红、上腹部不适、呃逆、尿频、尿急等,但查不出器质性病变。如有上述精神疾病的中老年人要及时做好心理治疗。

155. 冬天中老年人发生季节性情绪失调症怎么办

冬天的黎明和黄昏,会造成部分人无精打采和轻微的精神沮丧,甚至在某些人身上还会引起严重的意志消沉,这种现象称为"季节性情绪失调症"。研究结果表明,患"季节性情绪失调症"的主要原因是人体受到光的影响。光能通过松果体作用于大脑,这个腺体能分泌出诱人入睡的激素,称为"褪黑素",它不但会使人意志消沉,而且还会造成人的思维迟钝。研究结果发现,强光可减少人体褪黑素的含量,人们可通过调节黎明和黄昏的光线来改变人体褪黑素的产生。因此,为了帮助那些体内生物钟比正常时间慢几小时的"季节性情绪失调症"患者得以摆脱这种沮丧局面,科学家提出了如下 3 个解决办法。

(1)晒太阳:凡是有这种症状的患者,体内的生物钟通常比正常人的生物钟慢数小时。因此,必须早点起床,到户外去晒太阳,以便加速体内生物钟的运转。

(2)光线疗法:科学家们已发明了一种模仿太阳光谱但比户内的正常照明亮 5 倍的特殊光线,早晚置患者于距这种光线 1 米处,每日光疗 5 小时,连续 3 日之后,便能初见成效。

（3）通过某些光线的波长或颜色来影响人体的褪黑素：科学家们发现，青蓝光对褪黑素的灭活力最大，而紫光或红光则会轻微增加褪黑素的产生。科学家们还发现，光线越强，褪黑素产生越少。但是，患者不要擅自进行光线疗法，应在医生的严格指导下进行，最有效的办法还是早起床。

156. 为什么冬季养肾可以御寒

中医学认为，寒为阴邪，易伤阳气。由于人身阳气根源于肾，所以寒邪最易中伤肾阳。可见，数九严冬，若欲御寒，首当养肾。

冬天的生活起居要有规律，宜多开展力所能及的体育活动，不断增强与人体免疫有关的肾气功能，提高抗病能力。冬天经常叩齿，有益肾之功。肾"在液为唾"，冬日以舌抵上腭，待唾液满口后，慢慢咽下，能够滋养肾精。肾之经脉起于足部，足心涌泉穴为其主穴，冬夜睡前最好用热水泡脚，并按揉脚心。冬天人处于"阴盛阳衰"状态，宜进行"日光浴"，以助肾中阳气升发。冬天应注意背部保暖，穿件棉或毛背心，以保肾阳。

对于养肾防寒来说，饮食调摄也很重要。冬天宜选食如羊肉、狗肉、雀肉等温肾壮阳、产热能高的食物，这对素体虚寒者尤其有益。还可用一些具有补肾益肾功能的食物，如核桃、板栗、桂圆等。"黑色食品"能入肾强肾，亦宜择食，如黑米、黑豆、黑芝麻、黑枣、黑木耳、乌骨鸡、海

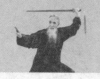

带、紫菜之类。冬日宜常进各类温性热粥，若将上述食物置入粥中煮食，既能祛寒，又可给养，还能疗疾。对于肾之阴精渐衰的中老年人，冬天可配食乌龟、甲鱼、枸杞子等护阴之品。冬令饮食不可过咸，因咸味入肾，致肾水更寒，有扰心阳。另切忌寒凉食品，以免"雪上加霜"，折伤元阳。

157. 冬季如何适应气候变化

冬天寒冷气候干燥，人体极易缺水，常喝白开水，不但能保证机体的需要，还可起到利尿排毒、消除废物之功效。冬天虽然排汗排尿减少，但维持大脑与身体各器官的细胞正常运作依然需要水分滋养。另外，冬季防霾也很重要，首先出门要带口罩，雾霾时尽量少出门，做好防病工作。

人类生活在大气中，大气的一切自然变化，无不与人们的生产、生活及各种人体活动紧密相关。对于体弱或患有某些疾病患者来说，当气候发生剧烈变化时，由于生活调节紧张或障碍，容易旧病复发或病情加重。冬季冷空气来临，气压高时会引起人体体温调节紧张，促使神经兴奋，血压迅速升高。受气候变化影响较大的疾病主要有心肌梗死、脑卒中、多发性关节炎、风湿性病变、胃溃疡、肺炎、支气管炎、支气管哮喘、胆结石、肾结石、精神分裂症、高血压、陈旧性骨折等。由于气候与人体许多疾病有如此密切的联系，这就使得人们依据天气变化来预报疾病的发生成为了可能，即可以提前采取各种防病治病措施。

冬季主要是冷锋过境天气和高压过境天气,来自西伯利亚、蒙古的冷空气,每隔几日不断南下。当冷空气前锋与暖空气交会时,就会出现阴雨、降温等天气变化,气温日变差(当日平均气温与隔日平均气温的比较)甚至可达到10℃,似乎一夜之间换了一个季节。随着冷空气减弱,天气回暖,这时常常又被冷高压天气控制。高压天气晴好,中午因为太阳的照射,气温较高,早、晚就很冷,所以气温日较差(24小时内最高气温与最低气温的比较)也就很大。这两种天气虽然不同,但都易使人们着凉,冷锋天气一夜之间气温骤降,使人们常来不及添衣。高压天气早上出门和夜间归来也易受寒,冬季户外劳动出汗后不要随便脱衣,以免受凉。

158. 为什么说冬日阳光尤可贵

在寒冷的冬天,金灿灿的太阳不但能让人感到寒意顿消,心胸开阔,精神舒畅,而且对养身保健,强身防病大有裨益。

太阳照射人体时,可见光有改善感觉、提高情绪和劳动效率的作用。红外线有强烈的热效应,使深层的组织血管扩张,促进血液循环和新陈代谢。直射的紫外线,能直接杀死细菌和病毒。还能使皮肤里的去氢胆固醇转变成维生素D,促使骨基质钙化。紫外线还能使皮肤中黑色素原通过氧化酶作用转变成黑色素,使皮肤黝黑而对外界刺激的抵抗力增强,并防止内部组织过热。适量紫外线照射,在加强新陈代谢的同时,可增强人体免疫功能。此外,紫外线还可刺激造血器官更好地工作,使体内红细胞、白细胞、血红蛋白增加,抗病能力增强。

我国位于地球的北回归线,接受太阳光照射的强度比赤道附近低得多,阳光中的紫外线成分也少得多。冬季太阳的位置又偏南,白昼变短,日照时间相应更少,加之冬季阳光斜射,浓雾遮日,使太阳光线穿过大气层的厚度增加了,光线被大气层中的水分、尘埃及其他杂质吸收和反射掉很多,以致阳光中的紫外线到达地面时的数量仅为夏季的1/6。所以,如果人们在近于晦暗的环境中度过整个冬季,则对健康极为不利。另外,紫外线不能穿过玻璃,在室内隔着玻璃接受阳光是得不到紫外线照射的,必须让太阳直接照射在皮肤上,才能收到好效果。

159. 冬季如何防干燥

干燥的气候会引起人体一系列生理病理现象,诱发多种疾病的发生,空气干燥,气温偏低,风力较大,使皮肤分泌的汗液和皮脂大大减少,并被迅速蒸发,皮肤变得相对干燥粗糙,易受内衣和尘埃微粒的摩擦引起微痛,即刺痒。气候干燥的季节和天气,可加大皮肤与衣服的摩擦力,产生大量静电电荷,晚上脱衣时便可引起静电放电,皮肤细胞在静电场发生突变时,则因突感不适而引起高度刺痒。空气过于干燥,还会引起其他疾病的发生,如吸进干燥空气后会使鼻腔黏膜干裂,发生鼻腔出血的现象。人体失水多会引起血液黏稠,故冬春季心血管病和脑血管病患者往往增多,且死亡率较高。尽管干燥只引起人体一些局部不适,但人体是一个有机整体,往往可以诱发或加剧与此有关的其他病症。

对于干燥气候引起的一些生理病理现象,只有采取增加水分的措施才能补救。首先,在平时要多喝水,皮肤可适当用一些润肤剂。其次,在室内采取增湿措施也很有效。此外,科学饮食也是不错的选择。嘴唇干裂者推荐饮用黄瓜猕猴桃汁:取黄瓜200克,猕猴桃30克,凉开水200毫升,蜂蜜2小匙。黄瓜洗净,去子留皮,切成小块;猕猴桃去皮,切块。一起放入榨汁机,加入凉开水搅拌,倒入碗中加入蜂蜜,于餐前1小时饮用。黄瓜性甘凉,能清热解毒、利水,而猕猴桃性甘酸寒,功能解热止渴,合用能润口唇。其他富含维生素的水果、蔬菜,如西红柿、柚子等也可以使用。

160. 冬季为什么要慎用"电热毯"

电热毯,又名电热褥,是冬季家庭理想的保暖用品。但若使用不当,会引起过敏性皮炎,特别是中老年人和婴幼儿,用电热毯时间长了还易引起脱水。过敏性皮炎的发生,一方面是使用时电热毯持续性散热,使人体皮肤水分被蒸发干燥。另一方面是由于热原体本身对皮肤的刺激,使某些人的皮肤过敏、瘙痒,或身上出现大小不等的小丘疹,抓破后可出血、结痂、脱屑。这种症状大多先从人体背部开始,然后逐渐遍及全身,它往往使人瘙痒难忍,彻夜难眠,影响休息和工作。

一是电热毯不要与人体接触,在其上面应铺一层毛毯或被单。

二是通电时间不宜过长,一般是睡前通电加热,上床入睡时要关掉电源,无论如何也不要通宵使用。

三是有变态反应的人尽量不要用电热毯。如出现皮炎时,要停用电热毯,应口服氯苯那敏(扑尔敏)、赛庚啶等药物。

四是经常使用电热毯者,应增加适量的饮水。

161. 冬季为什么要多开门窗

现代社会物质生活条件的改善,使人们有了增进健康、延长寿命的保障。以往燃煤或烹调产生的煤烟,由于改用液化石油气或煤气及使用脱排油烟设备而得以改善。然而,物质生活条件的改善也会给现代生活带来新的空气污染,居室宜经常通风,当室内外温度相差 10℃时,15 分钟即可将室内空气交换一遍。

如果人长时间地生活在密闭而空气混浊的房间里,就会感到头晕、目眩、精神不振、容易疲劳。经常开窗、通风换气,让大自然中充满新鲜氧的洁净空气进屋来,把屋内的浊气放出去,可使人心胸开朗,精神振奋。室内空气中存在着许多致病菌,通过空气对流的作用,可将它们暴露在光天化日之下,用阳光中的紫外线来消灭它们。早起开窗,呼吸一点冷空气,可以增强人体的御寒能力,防止感冒,晚上睡眠时留个气窗,还可防止煤气中毒。

勤开门窗虽是一种简单的办法,往往能事半功倍。

勤开门窗在南方较易做到，甚至冬天亦然，问题是人们要认识这一措施的重要性。在北方勤开门窗困难要多些，但也应引起重视，可在住宅避风侧的窗上开小窗。为防止室外冷空气直接进入室内，可半开小窗，并在小窗外加设简易的"风斗"，风斗可将冷风挡住，室内污染的空气则可经风斗的上口排出。

162. 冬季为什么要勤晒被

晒被是一项生活琐事，但晒过的被褥会变得干燥、松软，睡起来感到舒服，保存起来不发霉。从防病角度来看，勤晒被还有更重要的作用。通常，人体每昼夜能排出1000毫升的汗水，每周从皮肤可分泌200～300毫升的半液体状的油脂，这些汗水和油脂在晚上睡觉时，有一部分沾污到被褥上，原来存在被褥上的细菌和其他微生物，就把它当作为养料而繁殖起来，在分解这些污垢时，可产生种种难闻的臭气。被褥太脏了，也容易生虱子，传播疾病。被褥经常在阳光下晒晒，阳光中的紫外线有着强烈的杀菌消毒作用，那些葡萄球菌、大肠埃希菌、结核杆菌是见不得太阳的。阳光是件宝，人的生命活动少不了它，勤晒被褥可使人类充分享受大自然的恩赐。

晾晒被褥应讲究科学。首先，要选择风和日丽的天气晾晒被褥，以免被褥弄脏受污染。其次，久存不用或新购的被褥，在用之前都要进行一次晾晒；而正在使用的被褥，每周晾晒一次即可。第三，冬季午后温暖的阳光中紫外线相对较强，以每日中午11：00到下午14：00晾晒被褥

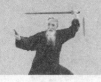

最为合适。第四,在晾晒过程中,要适度拍打被褥,以去除空气中落下的粉尘和人体皮肤掉下的皮屑,使被褥更干净。第五,羊毛被褥和羽绒被褥不要在日光下暴晒,只要在阳台等通风处晾 1 小时就可以了;如放户外晾晒,最好在上面盖一层薄布,尽量避免或减少阳光直射对其纤维造成损害,以延长使用寿命和维持其良好的保暖性能。

163. 冬季取暖如何防中毒

寒冬人们常借助取暖设备来御寒。取暖设备的使用要注意防患于未然。旧式的取暖方法主要是室内装制火炉或室内烧火盆取暖,容易发生一氧化碳中毒。现代的电热取暖器是冬季防寒取暖比较理想的设备,但耗电量较大。

240

城市居民用冷暖两用的空调器取暖也日益普及,此时需要注意适时开窗换气,以保证室内空气新鲜。因为使用空调多门窗紧闭,室内污染空气不易排出,此时一方面应保证一定的新风量,对空调过滤装置应定期清洗和更换。另一方面就是间歇式开关空调设备,即仅在需要时开空调,其他时间则打开门窗,这样不仅节约用电,又创造了适宜的小气候,保证人体舒适感的需要,也有利于及时将室内污染的空气排到室外,并从室外引入人体所需要的空气负离子。必须在空调房间长时间工作的人员,则应增加到室外活动的时间。

用电热取暖器时,一般无须日夜使用,多在早晚开启使用,电取暖用多了对养生也不利,会减弱自身抗寒能力,容易感冒。遇有取暖中毒的患者,应该首先将患者安置通风处,然后解开衣领、裤带、放低头部,但要注意保暖,同时给患者嗅氨水或针刺人中等穴位,促其苏醒。如患者呼吸停止时,应一边做人工呼吸和胸外心脏按摩,一边迅速送往医院急救,不能耽搁。

164. 中老年人冬季洗澡如何防晕倒

冬季,在温度较高的浴室内洗澡,长时间在热水盆中浸泡,可能突然出现头昏、眼花、恶心、呕吐、大汗不止等症状,严重者会晕倒在盆内,尤其是年老体弱者更容易发生这种"浴晕"现象。为安全起见,中老年人冬季洗澡,应注意如下几点。

(1)一旦发生"浴晕",应尽快走出浴盆,如自己已不能行走,周围人可将患者扶出或抬出洗澡间,平卧于空气新鲜处,身体要注意保暖,以防感冒。

(2)及时地给患者喝些热糖水或热姜汤,一般情况下,患者在短时间内可以恢复正常。

(3)经上述处理,患者未见情况好转,且出现频繁呕吐、神志不清或胸前区憋闷及疼痛等症状时,周围人应尽快将患者送往医院诊治。

(4)冬天洗澡(尤其是盆浴)水温不可过高,控制在32℃～35℃为好。不宜长时间在热水中泡澡,浴室也不要完全密闭。

(5)患有高血压、冠心病、肺心病等疾病患者,最好淋浴。另外,入浴时应带上硝酸甘油之类的急救药,以利于

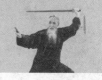 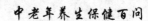
及时救治。

(6)年老体弱者不要单独去公共澡堂洗浴,在家中洗澡时,亲属应不时呼唤以求回应,可以防止发生意外,并能及时处理。

(7)在家庭浴室中为中老年人安装特制的扶杆和把手,室中也可放一防滑胶垫,以防跌倒。

165. 为什么有些人忌穿保暖内衣

市售的保暖内衣多采用复合夹层材料制成,例如,有些是在两层普通棉织物中夹一层蓬松化学纤维或超薄薄膜,通过阻挡皮肤与外界进行热能交换,起到保暖效果。但这种内衣透气性差,出汗后,汗液中的尿素、盐类等会附着在体表,不及时清除会引起皮肤瘙痒,造成接触性皮炎、湿疹等疾病。而且,内衣夹层中的化学纤维还容易产生静电,使皮肤的水分减少、皮屑增多,进而诱发或加剧皮肤瘙痒。尤其是中老年人,皮肤功能开始衰退,长期穿保暖内衣,会加重冬季频发的皮肤瘙痒症状。

爱出汗的人、干性皮肤、对化纤制品过敏的人,以及湿疹、皮炎、银屑病患者,都应该慎穿保暖内衣。内热重、易上火的人或有高热症状的患者,最好也不要穿,以免加重病情。

保暖内衣通常含有甲醛,如果衣服上的甲醛含量超标,部分游离甲醛可通过皮肤或呼吸道侵入人体,诱发呼吸道疾病。有过敏性鼻炎、哮喘等病史的中老年人购买时要规避没有明示甲醛含量的保暖内衣。

保暖内衣的成品外包装上均须标示保暖率、甲醛含量等指标,其中"保暖率"不得低于 30%。一件舒适的内衣是这 3 个指标最佳配合的结果,即保温率达到 45% 以上,透气率控制在 300～600 毫米/秒钟,透湿量每日大于3 000 克/平方米,达到以上 3 项指标的保暖内衣穿起来是比较舒适的。

166. 冬季如何防治衣领病

有些穿着高领衣服的男子,在转头动作时因速度过快,竟会突然发生心动过缓和低血压,造成脑部血流的暂时减少或中断。患者表现为突然头昏目眩、四肢无力、耳鸣、眼前发黑、胸闷等症状。这就是"衣领病",医学上称为"颈动脉窦性晕厥"。

引起"衣领病"的原因是由于人的颈部是颈动脉搏动最明显的地方,两侧下额角处,即颈动脉的分叉处,有一个小小的球状体,称为颈动脉窦,当它受压迫时,可反射性地引起心跳变慢、血压下降和全身周围血管扩张。按压颈动脉窦超过 3 秒钟时,即可引起头晕、两眼发花发黑。由于衣领过硬过紧,容易使颈动脉窦突然受压,通过神经反射性血压下跌、心脏搏动力大大减弱或停止搏动,导致脑组织供血不足,出现头晕或昏厥,因此可能引起严重后果。

上衣领子不宜过高过硬,也不宜做得过紧,纽扣也不要扣得太板。对于已患有动脉硬化的患者,特别容易诱发"衣领病"。遇到"衣领病"发生时,首先应让患者躺下,抬高下肢,解开患者的衣领及紧身衣服。多数患者可慢慢清醒,醒后不要急于坐起或站立,应多躺一会儿,待病情稳定后可徐徐坐起或站立。对于心动过缓者,可静脉注射阿托品;血压过低者,可肌内注射麻黄碱。患者除了积极寻找和清除病因外,在选购衣服时应适当注意衣领的高度和硬度,衣领的上缘与下颌要有一段距离,领扣也不要系得过紧,转头的动作更不宜太快,以免发生不测。

167. 冬季如何防治羽绒过敏

穿羽绒服轻便、美观、暖和,盖羽绒被轻松柔软、舒适温暖。但是,有些人穿羽绒服或盖羽绒被后,全身会出现大小不等、形状不一、境界清楚、颜色浅红、周有红晕、略高出皮肤、瘙痒难忍的中硬性丘疹或团块,称为荨麻疹。也可表现为鼻咽痒、流鼻涕、打喷嚏、咳嗽、胸闷等;若过敏发生在喉头,可引起喉部水肿,发生呼吸困难、气急、紫癜,严重时可发生窒息;若发生在气管,可造成支气管痉挛和黏膜水肿,发生严重的支气管哮喘。上述现象表现统称为变态反应。

引起变态反应的原因是有些人对羽绒特别敏感,当皮肤接触或吸入羽绒服、羽绒被内的细小羽绒纤维后,会使人体大量释放组胺、缓激肽等活性物质,引起毛细血管扩张,血管通透性增加,血清蛋白与水分从血管内大量渗出,进入皮下组织,故皮肤出现皮疹、荨麻疹、瘙痒等。这些活性物质还能使毛细血管痉挛,黏膜充血水肿,分泌物增多,支气管腔变窄,因而发生呼吸困难。穿羽绒服或盖羽绒被即发生变态反应，而不穿羽绒服或盖羽绒被，变态反应马上好转或减轻，重新使用时又突然发作，则说明是对羽绒过敏，以后应尽量避免接触羽绒制品，以免发生变态反应。如果发生过敏，可适量服用氯苯那敏、酮替酚等进行治疗；发生支气管哮喘者可服用氨茶碱；发生变态反应严重时，应到医院诊治。患有过敏性鼻炎、喘息性气管炎和哮喘病患者，不宜穿羽绒服。

168. 冬季衣着防寒有什么讲究

冬季戴帽最好选择质地柔软、轻便、保暖性强的帽子；易感风寒头痛的人冬季可戴毛呢制品等保暖性能好的帽子；高血压病患者戴帽子时不宜过于厚重，以免头痛头晕。

围巾要经常洗换，天气严寒时常有人将围巾当口罩使用，会降低鼻腔对冷空气的适应性，缺乏对伤风感冒和支气管疾病的抵抗力。此外，由于围巾较厚，捂住口鼻也会妨碍正常呼吸，影响肺部换气。

天冷时戴口罩也要注意合理使用，不必天气一冷就戴口罩，否则会使呼吸道对寒冷的适应能力下降，从而降低呼吸道对寒冷的适应能力，致使呼吸道疾病乘虚而入。防寒手套宜选用最好的保暖材料制作。手背的血管接近皮肤表面，为了保证血液供应，防止冻伤，所以手背尤其需用好的隔热保暖材料。

冬天穿鞋不能紧，因为脚部尤其是脚趾如果受挤压，会影响脚部血液循环，引起脚趾肿胀、疼痛，甚至形成血

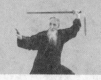

栓。鞋太紧了,还会引起足底趾骨炎等严重的疾病。如果给孩子穿过紧的鞋,更对孩子的脚趾发育不利。

棉袜保暖性能好,也养脚保护皮肤,中老年人气血衰弱,在冬至以后,可选穿纯棉袜穿在里,再穿羊毛袜在外,这样就可以保暖了。有汗脚的人冬天应穿透气性较好的棉线袜、羊毛绒袜或毛线袜;与汗脚相反,冬季脚常干裂的人,应选用透气性和吸湿性较差的尼龙袜,并穿皮棉鞋。

169. 冬季如何防治皮肤皲裂

冬季气候寒冷而干燥,随着西北风吹过,人们的手足由湿润转为粗糙,如果不加以保护,极易出现裂口,严重者还会引起疼痛、出血,医学上称之为"皲裂症"。预防皮肤皲裂最好的办法,是注意保护皮肤,一般应该注意如下几点。

(1)洗手、洗足、洗脸时,要尽量少用肥皂或药皂,因为皮肤表面的油脂是保护皮肤的,油脂洗涤得太彻底,皮肤就容易干燥及开裂;冷天还应适当减少洗手脚的次数。

(2)洗后要立即擦干,并涂搽油脂,保护皮肤的滋润。护肤的油脂类很多,医用的维生素 E 或软膏、凡士林、甘油等也有保护皮肤的作用。

(3)平时要多做些室外活动,经常摩擦手、脸,活动手足关节,促进血液循环,增强皮肤的耐寒能力。

(4)注意饮食营养。维生素 A 有促进上皮生长、保护皮肤、防止皲裂的作用,可多吃富含维生素 A 的食物如胡萝卜、豆类、绿叶蔬菜、鱼肝、牛奶等,还应适当多吃脂肪类、糖类食物,可使皮脂腺分泌量增加,减少皮肤干燥及皲裂。

一旦手足皲裂,可以用鱼肝油丸涂擦手足患处,效果很好。其方法是:先用热水洗手足患处,待角质层充分发胀后揩干,用刀片削去过厚的角质,取2~3粒鱼肝油丸,挤出药液均匀涂擦患处,以后每晚睡前涂一次。鱼肝油对患处无刺激性,可在皲裂处形成一层与外界隔绝的保护膜,杜绝外来刺激,使裂口加速愈合。

170. 冬季皮肤瘙痒怎么办

冬季皮肤瘙痒病多见于中老年人,下肢及臀部尤为严重。这些人皮脂腺功能减弱,皮肤干燥,到了冬季,洗澡所花时间长,使用的肥皂多,皮肤更加干燥,随着气温降低,瘙痒就开始了。下列简易方法有助于防治冬季皮肤瘙痒症。

(1)花椒泡水:用500毫升沸水冲泡100克花椒,浸泡24小时后,滤去花椒,用花椒水涂于患处,可以止痒;如果在此水中加入适量的维生素C,效果更佳;除缓解皮肤瘙痒外,花椒水还能用来治疗荨麻疹和压疮。一般每日使用1次,1周后便可见效。需要注意的是,过敏体质者不能使用花椒水;使用时要注意避免花椒水触及眼睛。

(2)冬瓜皮泡水:将晒干的冬瓜皮煎水后沐浴,然后再将冬瓜皮贴于皮肤瘙痒处,可以止痒。冬瓜皮味甘,性微寒,具有清胃热、利水消肿等功效。冬瓜皮还能防治液

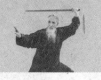

体外渗，一些皮肤瘙痒后感觉皮肤肿胀、水肿的患者，或者因长时间静脉滴注导致皮肤肿胀并外渗液体的患者，用冬瓜皮水擦拭和贴瓜皮于滴注处，每日 2 次，可以消除水肿，防止液体外渗。

（3）鲜韭菜水：鲜韭菜与淘米水，按 1∶10 重量配好，先浸泡 2 小时再一起煮开，除去韭菜，用水洗痒处或洗澡，洗后勿用清水冲淋。每日 1 次，连洗 3 日。

（4）香菜泡酒：用白酒将香菜浸泡 2 小时，然后用香菜蘸酒涂抹瘙痒处，可很快止痒。

171. 冬季寒冷如何护唇

预防冬季唇裂的方法是：洗脸后涂上一些油脂，外出时应戴上口罩，以保持口唇湿润；平时还要多饮一点水，多吃一些蔬菜水果，并适当补充维生素。如果发生口唇干裂，不要用舌头舔，否则口唇上的水分容易蒸发，加重口唇干裂和疼痛；对于已经唇裂者来说，可挤点消炎眼药膏或其他油脂，涂抹在唇裂部，每日 2～3 次。必要时可口服维生素 B_2，每次 2 片，每日 3 次，维生素 C 每次 0.2克，每日 3 次。

冬季嘴唇干裂怎么办？如下 5 种护唇方法不妨试一试：①温和清洁唇部。唇部肌肤比较薄，所以需要特别呵护；在选择唇部卸妆液时也要尽量选用性质温和的专门唇部卸妆液；卸掉唇部彩妆时先用化妆棉沾取卸妆液，然后用化妆棉轻轻按压唇部 5 秒钟，再从中间向两边慢慢擦拭即可。②涂抹润唇膏。相信大家都知道冬季绝对需要润唇膏滋养唇部，所以润唇膏必须随身携带，无时无刻保持住唇部水嫩状态。在润唇膏选择上应该侧重滋养成分，含有维生素 E 的润唇膏就很不错，如果是天然不添加产品就更好了。③唇膜护理。除了润唇膏，在冬季唇膜也是必备的。唇膜能够给予双唇更加滋润的体验，可以极大可能地避免干裂、脱皮、唇纹等问题。每日晚上睡前涂抹上唇膜，第二日即可拥有水嫩唇部。除了可以到专柜购买唇膜，也可以自制唇膜，橄榄油或者蜂蜜都是不错的制作原料。④去死皮。虽然说唇部肌肤比较薄，但是长期积累还是会产生老化的死皮，所以唇部去死皮也是必须进行的。唇部去死皮必须使用唇部专用的去角质产品，1 周去角质一次即可。如果嘴唇已经干燥脱皮，就先用蒸汽蒸 3 分钟，然后再用热毛巾敷上 1 分钟，就可以解决"小翘皮"了。⑤按摩唇部。想要有效改善唇纹，利用按摩唇部的方法就很不错。首先用大拇指和示指捏住上唇，然后大拇指开始轻轻按揉片刻，接着再用示指按揉下唇，重复几次就可以有效改善横向唇纹；如果有纵向的唇纹，可以用手指从唇部中央开始向两边轻揉，同样重复几次，每日坚持做上一次，这样唇纹就通通不见了。

172. 冬季如何跑步锻炼

　　跑步是冬季锻炼中最简单易行、也是人们喜爱的一种项目，其准备工作很容易做到。跑步最重要的是准备一双好的跑鞋。此种跑鞋鞋底应具有一定的弹性、软硬适中，鞋身要轻，橡胶底、白布面的田径鞋比较合适，布鞋、篮球鞋、网球鞋则都因弹性差或重量大或对跑步落地帮助不大而不太适合。跑步时穿的袜子最好选择质地柔软的棉毛织品。其次,跑步时所穿衣裤要宽松柔软,不能对肢体活动产生牵拉作用。还要能适应季节的变化,冬天能保暖、夏天能散热。冬天要准备手套、帽子、护耳等。此外,还要准备汗巾卫生纸,有些中老年人须随身带一点应急药品,跑步前应该做 3~5 分钟的准备活动,如肢体伸展运动或徒手操,使全身大肌肉群及关节得到舒展,以防止突然运动造成肌肉损伤或引起运动后酸痛。

人们在跑步开始阶段,常会出现血液循环不能满足肌肉运动需要的现象,造成肌肉供氧不足、代谢产物(乳酸)堆积和内脏器官功能紊乱,从而出现运动减慢、肌肉酸痛、呼吸困难等现象。当这个信息通过神经和体液反馈给神经中枢后,神经中枢就会指令加快呼吸和血液循环,以满足机体活动的要求。一旦组织缺氧得到改善,机体的散热系统就会全面开放,开始排汗。这时,机体组织已经全面动员,并开始接受强度负荷。从科学角度来讲,计算跑步时间应从这时开始。

173. 冬季锻炼选择什么时间好

有些人以为,冬季清晨锻炼身体不但可以呼吸新鲜空气,而且还能提高抗寒能力。其实,冬季清晨过早起床锻炼身体是有害无益的,空气的洁净程度是随季节而变化的,冬春两季空气的洁净程度最差,尤其是在上午 8:00 以前和下午 17:00 以后最为严重。因为这个季节清晨的地面温度低于空中温度,空气中有一个"逆温层",接近地面的污浊空气不易稀释扩散,污染物飘移于低空,再加上冬季绿色植物减少,空气洁净程度会更差。如果此时锻炼身体,污染物会通过呼吸道被吸入体内,不但无益反而会有损健康。所以,冬季锻炼的最佳时间应是上午10:00左右。此外,冬季锻炼还要选择在没有雾的时候进行,雾是飘浮在地球表面低空中的细小水珠,水珠中溶解了许多有害物质,同时还吸附着尘埃和病原微生物等有害固体微粒。如果在雾中做剧烈运动,这些有害物质会被大量吸入,从而可能引起多种疾病。

冬季锻炼主要是提高锻炼的强度和密度,增加动作的组数和次数,同时增加有氧锻炼的内容,相应延长锻炼时间,用以改善功能,消耗体脂,防止脂肪过多堆积。另外,要注意锻炼间歇休息要适当短一些,避免长时间站立于冷空气中;如果间歇时间太长,体温下降,易使肌肉从兴奋状态疲惫下来,这样不但影响锻炼效果,而且容易发生损伤事故。

174. 为什么雾天不宜在室外锻炼

大雾天在户外锻炼是对人体健康不利。雾是气温下降时,空气中所含的水蒸气凝结成小水点飘浮在接近地面的空气中而形成的。大雾天空气的湿度相当高,而过于潮湿的空气对人体有害。大雾低温时,人体内的热能更容易丧失,机体更易受寒冷的损害,还会发生支气管炎及风湿病,而高温大雾环境则有碍机体散热,使体温调节障碍。潮湿环境对结核病、肾脏病、风湿性关节炎、腰腿痛等患者都是不利的。在接近地面的空气中,常含有大量的病原微生物,城市的雾中的小水滴还会与空气中的尘埃、工业废气相混合,从而含有大量对人体有害的化学物质如臭氧、氨气、硫化氢、二氧化硫等,这些物质会伤害眼睛或咽喉,甚至会引起哮喘、肺气肿等,有的还是致癌物质。

在大雾天气候条件下进行体育锻炼,易引起上呼吸道感染或过敏性疾病(支气管炎、咽喉炎、鼻炎、眼结膜炎、荨麻疹等)。此外,大雾天空气混浊、氧分压低、视线不清楚等,都会影响冬练。在雾中进行锻炼后,有的人坐下吃饭、写字时会感到心跳加快,或两腿发抖,双手发麻,影响工作和学习。

此外,大雾时气压较低,空气中湿度又大,不仅自感呼吸困难,汗液也不易蒸发,不利于皮肤的散热,锻炼后,会感到浑身不舒服;再加上雾中视线模糊,能见度差,如果在人来车往的马路上跑步,有可能发生运动创伤及其他事故。所以,大雾天不宜在户外冬练,而应改为室内活动。

175. 冬季锻炼为什么要注意保暖

冬季室外气温较低,所以进行室外体育锻炼,不宜一下子穿得太单薄,否则将会影响人体全身或局部的血液循环。另外,不可一上运动场就过早脱掉衣服,待准备活动做完,身体微微发热后再逐渐脱掉过多的衣服;锻炼结束后,应用热毛巾擦干身体并及时更换内衣和鞋袜。对暴露在外的手、脸、鼻和耳朵等,进行按摩,以促进局部血液循环。并在这些部位涂抹适量的防冻膏、抗寒霜或油脂,以防皮肤冻伤。

冬练不可忽视保暖,否则会引起伤风感冒。开始锻炼时不必立即脱掉外衣,待身体发热时再逐渐减衣;也不要等大汗淋漓时再脱衣服,因为那时内衣已被汗水浸透,经冷风一吹,容易引起感冒。另外,锻炼结束时,应擦干身上的汗水,并立即穿上几层衣服,以免身体着凉引起感冒。

冬天的清晨,气温较其他时候更低,故而冬练时需要戴帽子、手套、护耳等御寒用具,以防冻伤或因寒冷而诱发感冒、胃病、心绞痛等疾病。衣着厚薄要适宜。冬练开始时要多穿些衣服,穿的衣服要轻软,不能过紧,并做好热身活动,待身体发热后,就要脱去一些厚衣服,穿得轻快些进行健身锻炼。锻炼后,如果出汗多,应当把汗及时擦干,换去出汗的运动服装、鞋袜,同时穿衣戴帽,防止热能散失。平时有些健身爱好者喜欢穿健身鞋过冬,这样不好,因为胶底鞋导热快,不锻炼时脚掌容易受寒,以致引发冻疮、关节炎等疾病。因此,冬季健身锻炼更应注意躯干和四肢的保暖。

176. 冬季如何练养肾功

(1)屈肘上举:端坐,两腿自然分开,与肩同宽,双手屈肘侧举,手指伸直向上,与两耳平;然后,双手上举,以

两胁部感觉有所牵动为度,随即复原。这一动作可连续
做3～5次为1遍,每日可酌情做3～5遍。在做动作之
前,全身要放松,调匀呼吸。双手上举时吸气,复原时呼
气。上举时用力不宜过大、过猛。这种动作可以活动筋
骨,畅达经脉。同时,由于双手上举与吸气同时进行会增
大吸气的力量,有助于进行腹式呼吸,使气归于丹田,这
对中老年气短、呼吸困难者有缓解的作用,于增强肾气十
分有益。

(2)抛空:端坐,左臂自然屈肘,放于腿上,右臂屈肘,
手掌向上,做抛物动作3～15次;然后,右臂放于腿上,左
手做抛空动作,与右手动作相同。如此为1遍,每日可做
3～5遍。在做抛物动作时,手向上空抛,动作可略快。但
是,要与呼吸配合,手上抛时吸气,复原时呼气。这种动
作的作用与第一种动作相同,都有助于增强肾气。

(3)荡腿:端坐,两脚自然下垂,先缓缓左右转动身体
3～5次;然后两脚悬空,前后摆动10多次,可根据个人体
力情况,酌情增减次数。在做这一动作时,全身要放松,
动作要自然、和缓。特别是摆动两腿时,不可僵硬,要自
由摆动。转动身体时,躯干要保持正直,不宜前后俯仰。
这种动作可以活动腰、膝,具有益肾强腰的功效。中医学
认为,"腰为肾之府"和"肾主腰膝",经常练这种动作,不
仅膝、腰部得到锻炼,对于肾也十分有益。

(4)摩腰:端坐,宽衣,将腰带松开,双手相搓,以略觉
发热为度;然后,将双手置于腰间,上下搓摩腰部,直到腰
部感觉发热为止。从经络走行来看,腰部有督脉的命门

穴,以及足太阳膀胱经的肾俞、气海俞、大肠俞等穴位。
搓摩腰部,实际上是对上述经穴的一种自我按摩。这些
穴位大多与肾脏有关,待搓至发热时,则可疏通经络、行
气活血,具有温肾壮腰、调理气血的作用。

上述4种功法都是围绕着益气、固肾、强腰等内容而
进行的身体锻炼,经常练习,特别是在冬季练习,具有补
肾、固精、益气、壮腰膝、通经络的作用。对肾及膀胱的疾
病,如腰酸、膝部酸软无力、勃起功能障碍、遗精、带下、气
虚、头晕等病症,都有治疗、调养及康复的作用。

177. 冬季锻炼如何防止损伤

年岁大者不合适做冰雪运动,尤其是50岁以上的中
老年人。因为50岁以上者有骨质疏松,通俗地讲就是骨
质比较脆,容易骨折,尤其是大腿骨上边的,称为股骨颈,
骨折后不容易好。因此,中老年人要慎重选择滑冰、滑雪
等运动项目。

球类项目适合的范围比较广,如果有兴趣,可以选择
球类运动,像室内的乒乓球、羽毛球,室外的篮球、足球,
都可以玩一玩。跑步对任何人来说都适合,除非特别情
况,但跑步比较枯燥。年纪大的人跑不动了,可以快走,
达到一定的强度,也是锻炼的好手段。冬天比较冷,肌肉
容易僵,关节活动不开,所以在运动之前最好做好准备活
动。俗话说,要让关节、肌肉热起来,这样不容易受伤。

许多人热衷于跑步,长跑对心肺功能的锻炼很有好
处。但是,冬季地比较硬,地的弹性差。因此,冬天不要

跑马路,马路铺的是沥青,到了冬天跟石板路似的,反作用力很大,对关节、骨头都有损伤。要是跑应该穿有海绵垫的鞋,有弹性,可以有减震的作用。跑的时候要选择土路,土路总是有点弹性的,比硬马路强。经常跑硬路面容易得疲劳性骨膜炎,骨头受震动之后有反应,慢性伤。

遇到严重摔伤,脖子或腰受伤,最好不要动,也不要让别人搬动,要在脊柱不动的情况下保持原有的姿势,放在担架上或木板上送到医院检查后进行治疗。

178. 冬令进补有哪些误区

(1)以膏方价格评判补膏优劣:因为高价补膏大多是加了一些价格昂贵的中药材,如龟甲、鳖甲、藏红花、冬虫夏草等。对于没有针对性的用药,一般不会显示出特殊效果。

(2)头脑不够冷静:有的人觉得进补总比不补好,体质素来很好,指望通过进补搞个"超常发挥"。其实补药只能使病态或亚健康状态恢复到正常的健康状态,超常是不可能的。

(3)受广告误导:纵观老一辈中医师的用药是十分严谨的,即使是现成的补药或补膏也要观其处方成分然后辨证使用。无病进补是欠妥的。

(4)进补不对症:有的处方四五十味药,成了霰弹打麻雀漫无重点的百草方。也有不管张三李四,千篇一律就那几味药,不像在辨证进补,倒像是成方专卖。

(5)胡乱进补:身体强壮的人不需要进补。对于体虚者,补虚也有气虚、血虚、阳虚、阴虚之别,并且还要兼顾气血阴阳,不可一味偏补,过偏则反而引发疾病。

(6)以贵贱论优劣:对于补药,绝不要存在越贵越好、越贵越有效的想法。药物只要运用得当,大黄可以当补药,服药失准,人参亦为毒草。

(7)过于滋腻厚味:对于身体虚弱、脾胃消化不良者来说,冬补重点在于恢复脾胃的功能,而过于滋腻厚味不仅不会收到好的效果,还有可能也引起消化不良。

(8)外感进补:患有感冒、发热、咳嗽等外感病症时,不要进补,中医学认为,这会将外邪留在体内,久之则留邪为寇,后患无穷。

179. 冬季如何预防慢性支气管炎

慢性支气管炎发病最高时段一般出现在每年的 11 月至次年的 1 月,这 3 个月的发病率约占全年的 50%。气象资料分析发现,慢性支气管炎发病人数与月极端最低气温成反相关,即温度越低,发病人数越多;而与偏北风的频率成正相关,这是因为我国属季风气候,"偏北风"常常说明北方冷空气南下,一般都伴随着降温过程。此外,在冬季气压增高的过程中,气压正变量在 3 毫巴(1 毫巴=100 帕斯卡)左右时及湿度高于 80% 或低于 30% 时,均容易引起慢性支气管炎发病。

现代医学早已阐释清楚寒冷与支气管炎病发作的关系:冷空气使呼吸道局部温度降低,毛细血管收缩,局部血液减少;寒冷又导致黏膜上皮的纤毛活动减慢,使气管排出进入呼吸道的细菌的功能减弱,外界的或寄生于呼吸道中的病毒和细菌就会乘机肆虐,导致支气管炎的发作。所以,在寒冷的冬季,慢性支气管炎或肺气肿患者,病情最易复发。

冬季一般每隔几日,就有一次冷空气活动,要经常收听、收看天气预报节目,当有冷锋过境时,要及时增加衣被。而当气温回升时,也要适时减衣,以保持一定的抗寒能力。可采取一些保暖措施,使得冬季室温保持在20℃左右,室温也不可太高,以免因室内外温差过大而引起感冒或加重病情。当然,多吃一些高热能食物(如鱼、蛋、禽、瘦肉等),也是冬季增加体热的好方法。

最好能从秋天就开始一些"耐寒锻炼":如到户外去呼吸新鲜空气,用冷水洗脸、洗澡等。冬季体育锻炼的方式因人而异,中老年人可选择体操、养生功、散步和慢跑。烟酒可使支气管上皮受损,能生湿积痰,容易刺激呼吸道导致剧烈咳嗽,对慢性支气管炎的康复非常不利,患者应坚决杜绝。

一方面,冬季空气湿度相对较低,必须适当增加室内的空气湿度(措施有洒水、室内晾湿毛巾或使用加湿器等),使空气湿度达到60%左右。另一方面,冬季经常出现大雾天气和大气逆温现象(多出现在清晨),使得空气中含有大量的烟尘和其他污染物,此时要关紧门窗,避免外出(可等到烟消云散、太阳出来以后再开窗换气),以免诱发和加重慢性支气管炎的病情。

180. 冬季如何预防肺炎

冬季是中老年人肺炎的多发季节。中老年人免疫功能相对减退,如发生上呼吸道感染或流感,很容易引起肺炎;中老年人患糖尿病和恶性肿瘤的很多,其免疫功能减退,也容易合并肺炎;中老年人因脑血管意外、外伤、衰老而长期卧床,容易发生吸入性肺炎和坠积性肺炎。要知道,虽然如今各种新的抗菌药不断面世,但中老年人因肺炎而丧生的比例仍然居高不下,肺炎常常成为中老年人的直接死因。

中老年人患肺炎有以下几个特点:一是早期症状常常不明显。一般患了肺炎会有高热、咳嗽、胸痛、气紧等症状,实验室检验血白细胞会明显增高;而中老年人患了肺炎有时发热不明显甚至不发热,咳嗽、胸痛的症状也不显著,实验室检验血白细胞也没增高,痰常不易咳出,致使中老年疾病患者往往未能及时就诊,有时也会因诊断不准而造成病情延误或加重。二是人到中老年常常伴有多种疾病,如肺气肿、心脏病或高血压、糖尿病等,一旦患了肺炎极易使原有疾病发作和加重或诱发其他疾病,甚至早期出现休克、呼吸衰竭和多器官衰竭等危重情况,给治疗带来困难。三是中老年人肺炎感染的细菌常常比较复杂,有的中老年人平常就爱自己吃药,这使得致病细菌对一些常用的抗菌药产生耐药性,从而影响治疗效果。

正因为中老年人患了肺炎有以上特点,所以家人一旦发现中老年人精神萎靡、食欲不佳、呼吸困难、轻微发热或咳嗽,就要及早送往医院检查,尤其要做胸部 X 线透视。一旦确诊,要尽早应用有效的药物治疗,注意药物对心、肝、肾的影响,并应加强全身支持性治疗,以使患者尽快恢复健康。

中老年人防肺炎需增强体质,要保证饮食均衡、营养充足,并适当活动锻炼,以增强体质。室内要常通风换气,天气晴朗时,中老年人要多到室外呼吸新鲜空气,多晒太阳。要根据气温变化合理增减衣服,宁可穿暖和些也不能受凉。有慢性病的中老年人要积极治疗原有的慢性病,对长期卧床的中老年病患者应经常变换体位,拍背排痰,以免发生坠积性肺炎。吸烟者要坚决戒烟,在感冒流行季节,中老年人应少去人多拥挤的公共场所。对年老体弱、经常容易发生呼吸系统感染的中老年人还可通过注射流感疫苗来预防流感,接种肺炎球菌疫苗来预防肺炎的发生。

181. 冬季如何预防冠心病发作

冠状动脉粥样硬化性心脏病简称"冠心病",是指冠状动脉粥样硬化使血管缺血缺氧而引起的心脏病。冠心病多发生于 40 岁以后,男性多于女性。临床上冠心病可分为隐匿型、心绞痛型、心肌梗死型、心力衰竭型、猝死型等 5 种类型:①隐匿型冠心病。存在冠心病诱发因素,如高血压、高脂血症、超体重、糖尿病等,虽无明显症状,但静息或负荷试验有心电图 ST 段压低,T 波倒置等心肌缺血的表现。②心绞痛型冠心病。典型发作以突然发生胸骨上、中段压榨性、闭胀性或窒息性疼痛,可放射至心前区、左肩及左上肢,历时 1～5 分钟,休息或含服硝酸甘油片 1～2 分钟消失。体力劳动、受寒、饱食、精神刺激等为常见的诱因。③心肌梗死型冠心病。疼痛性质和部位类似心绞痛,但疼痛的程度重,范围较广,持续时间也较长,休息或含服硝酸甘油不能缓解。常伴有烦躁不安、面色苍白、出冷汗、恐惧等症状。④心力衰竭型冠心病。有心绞痛、心肌梗死病史,心脏逐渐增大,心律失常,最终心力衰竭。⑤猝死型冠心病。突性心绞痛,心脏骤停而突然死亡。

　　冠心病的病后保健极为重要,饮食、生活、起居、锻炼等的调养适宜,可减少病发,有利康复。精神情绪的急剧变化,往往是冠心病心绞痛的诱因。冠心病患者治疗只要坚持有信心、有耐心和恒心,90% 以上如能坚持合理用药,均能控制心绞痛,而无需进行危险的手术治疗。冠心病患者患病后,首先要明确,在当今的医疗保健条件下,本病是可以治愈的,要树立战胜疾病的信心,特别是有心肌梗死之后,应明确经治疗后是可以恢复正常工作的。日常生活和工作中,要防止过度激动和兴奋,如大怒、暴喜,要保持情绪稳定。另外,要避免焦急、恐惧、沮丧、悲伤、不满、紧张等负性情绪的产生。研究结果发现,易产生负性情绪的人,体内交感神经兴奋,会释放出大量调节人体血管收缩和舒张的血管活性物质。如焦虑时能释放大量肾上腺素;注意力过度集中时则会持续分泌大量的去甲肾上腺素,此物质通过血液循环调节机体,使人的代谢增强,心肌耗氧量大大增加,加重心脏负担。与此同时,还可导致冠状动脉收缩或发生痉挛,造成心肌严重缺血,引起心律失常、心绞痛,甚至心力衰竭,对冠心病患者是极为不利的。

寒冷可以引起冠状动脉收缩,导致心肌缺血。由于寒冷使机体加速产热,增加心脏和全身对氧的消耗,外周血管收缩,增加回心血量,加重心脏负荷。冠心病患者要随时注意保暖,适应四时气候变化,防止受凉,夜晚如厕要披衣,不要长时间逆风走路。每年的 11 月和 4 月为急性心肌梗死的发病高峰期,这 2 个月多数地区的气压、风速、温差处于极不平衡状态,而变化多端的气候可能导致心脏血管发生痉挛,最终导致急性心肌梗死。所以,此期间冠心病患者应减少体力活动,注意保暖,避免疲劳和情绪激动,尽量少参加社交活动和长途旅行等。冠心病患者只适宜洗温水澡。此外,洗澡时间不宜过长,浴室内空气不流通,温度高,空气中氧含量较少,对发病也起着助纣为虐的作用。至于冷水浴,如果未经长期锻炼的患者,则属禁忌之列。因冷水的刺激,引起全身小动脉收缩,心脏射血阻力增加,心肌耗氧量也随之增加。冠状动脉正常的人,可通过增加冠状动脉血流来弥补心肌供氧,但冠心病患者冠状动脉流量不能随之增加,致使心肌缺血而发生心绞痛,甚至发生急性心肌梗死而猝死。

冠心病患者要有足够的睡眠时间,良好的睡眠质量,才能得到充分的休息。睡眠不好的可适当服用镇静安眠的中西医药物。有关睡眠的调摄,冠心病患者还需注意重视的是,睡眠起床必须先在床上躺一会儿,待"醒透"后再起床,这样就可以使血液循环有机会调节到充分适应心脏所需,从而避免心绞痛发作。这是由于人在睡眠状态时,体温和血压均会下降,甚至白天是高血压的患者,夜间血压可以正常。产生此种现象,主要是自主神经调节的结果。当患者在早晨似醒非醒的时候,自主神经常常处于不稳定状态,如果此时突然起床,血压一时不能从低水平恢复到原有的高度,就会产生相对的冠状动脉供血不足。

运动锻炼要有一定的强度,能持之以恒。一般每周不少于3次,每次20~40分钟。运动量以无明显增加心率为宜,或心率虽明显增加,但经休息片刻后,便逐渐恢复正常,且不伴有胸闷、气短、咳嗽、胸痛等,自我感觉良好,说明运动量适中。如果运动后心率持续难以恢复原来水平,且出现显著的疲劳、出汗、胸痛,均表示运动量过高。

冠心病患者的饮食宜清淡,忌过饱,对食盐的摄入要加以限制,因食盐中的钠离子有增加血容量,使心脏负担加重的不良作用。切忌暴饮暴食,临床上有心肌梗死就是发生在暴食之后的,应引以为戒。因一次喝大量的饮料、酒或进食过多的美味佳肴,会迅速增加血容量和引起急性胃扩张,进而增加心脏负担。对于冠心病患者来说,单从补充蛋白质的角度来看,似乎应强调进食动物性蛋白质。但动物性食物又有饱和脂肪酸过多之弊,故应充分利用动物性蛋白质和植物性蛋白质的互补作用,还要适当控制膳食中的热能，多食五谷杂粮。冠心病患者应提倡饮食少荤多素，粮蔬混食，粗细混食，多食水果，避免偏食，以促进疾病康复。

各类冠心病患者，为了促进机体康复，提高机体抵抗力，在疾病恢复期心脏功能允许的情况下，进行适宜的户外体力活动是十分必要的。然而，进行户外锻炼时，必须注意气候变化对身体和疾病的影响。天气过于严寒时，不宜进行户外锻炼，体质弱、病情重及年龄较大者尤应注意。除寒冷因素外，还有刮风、炎热、干燥、阴雨及湿度过大等气候，对冠心病患者也是不利的，也可直接或间接地引起冠心病发作，应加以注意或适当回避。有的冠心病患者希望有人制定出一套符合他们进行户外锻炼的气候条件指标，其实很难做到。由于疾病的类型不同，病情不一，情趣爱好各异，各人的体质又有明显差别，每位冠心病患者又有各自的具体情况，所以无法制定统一的户外锻炼的气候指标，宜根据自己的具体情况决定。如果病情轻且比较稳定，体质较好的患者，对各种不良气候条件的忌讳不必太多和太严格。因为平时有这方面的锻炼，偶尔遇到不良气候因素的刺激，机体的不良反应也会很轻微。

患者要注意劳逸结合，必须保持适当体育锻炼和体力劳动；节制饮食，肥胖者适当减少体重，尽可能少食动物脂肪和高胆固醇类食物；忌吸烟和饮用浓茶，不过多饮酒；血脂高者要适当治疗，以降低血脂；积极防治高血压及早期动脉硬化。

182. 冬季如何防治骨质疏松症

冬季寒冷的天气为行人带来诸多不便，尤其是行动迟缓的中老年人更容易发生骨折事故。调查发现，中老年人在冬季骨折的发生率比其他季节要高出24%，最易发生骨折的部位有椎体、股骨颈，桡骨远端，肱骨远端处。究其原因，主要是由于人体内维生素D的浓度在冬季显得特别低，而影响钙、磷的正常吸收和骨化作用，使骨的一个单位容积内骨组织总量减少，稍轻的外力作用即可导致骨折。同时，骨质疏松症也是导致中老年人摔倒易骨折的直接原因。

我国目前已明确诊断为"骨质疏松症"的患者高达5 000万人，其中绝大多数为50岁以上的中老年人。中老年人的骨质疏松症实际上是人体长期缺钙的一种后果。所以，饮食营养与骨质疏松症的发生有很大关系，18岁以下的儿童及青少年，每日应摄取1 200毫克钙质，成年人则每月应摄取800毫克钙质，同时要多摄取维生素D，帮助身体更容易并且更有效地吸收钙质。

食物中含有丰富维生素D，如沙丁鱼、鱼肝油等，膳食钙如由于某些原因不能满足需要，在必要时也可补充钙剂。冬季，特别是北方的一些城市，含钙食物比较缺乏，通过日常的饮食，已不能补充足量的钙，可以在医生指导下通过服用钙制剂来补充。补充钙剂时，应注意选择钙含量高并且吸收率高的碳酸钙 D_3，其元素钙含量高，吸收相对也高，并含有维生素D，是钙补充制剂的上选产品。

晒太阳也不失为一种补钙方法。冬季太阳比较温和,适合多在户外晒晒太阳,阳光以温暖柔和的红外线为主,是一日中晒太阳的一个黄金时段:上午 9:00～10:00,下午16:00～17:00,阳光中紫外线 A 光束增多,是储备体内维生素 D 的大好时间,而上午 10:00 和下午 16:00,对皮肤有害的紫外线 B 光束和 C 光束含量最高,应尽可能避免接触。

183. 冬季如何防治腰腿痛

医学上把"腰腿痛"称为坐骨神经痛。人的大脑和神经是负责人体全身活动的。坐骨神经是人身上最大最长的神经,从腰部一直分布到两条大腿、小腿和足部。人的下肢活动主要由坐骨神经支配。如果坐骨神经发炎或受到其周围疾病的压迫,就会引起腰、臀部、大腿、小腿酸痛。当弯腰、行走、咳嗽、打喷嚏或者蹲下大便时,疼痛更厉害,严重时可影响工作和生活。

坐骨神经怎么会发炎呢?中医学认为,最主要的原因是腰腿部受风、受潮、受寒等,所以这病俗称"寒腿"。另外,得了风湿、感冒、结核等,或者受了外伤,也能引起坐骨神经痛。

怎样做好腰腿痛的防治工作呢?①要适当休息。正在发病,腰腿疼痛的时候,要躺下休息,最好睡硬板床,腰间垫一个小枕头,以保持腰和尾椎骨地方的肌肉松弛。发病不太厉害,也要适当休息,暂时不要扛东西,不要从事重体力劳动。②要注意保暖。特别是要注意不让腰和尾椎骨的地方受风、受寒、受潮,以防病情加重或复发。另外,咳嗽、打喷嚏时不要用力过大,否则会牵动神经,加重疼痛。腰腿疼痛时,可在腰、腿上拔火罐或者用热沙袋、热水袋作热敷。③服用中药独活寄生汤。独活、桑寄生、防风、秦艽、当归、川牛膝、白芍、茯苓、党参各10克,桂枝6克,制附子5克,水煎服,每日1剂。④体疗。为了加速慢性期坐骨神经痛的早日痊愈,这里介绍一套"一睡,二坐,三站"的自我体疗康复办法。一睡:仰卧、屈腿,轮流伸直两腿,接着向上轮流举腿。一般健侧下肢一下子能直举到与床面成90°,患侧下肢开始多半仅能举40°左右,以后可逐步增加直腿高举的角度。二坐:正坐在床沿或椅边,足跟着地,足尖翘起,两手平放大腿上,随后逐步向前弯腰,两手也同时推向足部。在初练时,两手或许只能推到小腿上,练久以后,能抵达足背和足尖。三站:两手叉腰直立,先轮流直腿向前举起,接着尽量分开两腿站立,轮流弯曲左右膝部,使身体呈弓形下蹲,这样另一侧未弯曲的下肢便受到一股伸直的牵拉力作用。这套自我体疗康复方法,应该每日进行2次,可安排在早晚各1次,每次都应一气呵成,每个动作可重复20遍左右。只要持之以恒,经过几个月后,不但坐骨神经痛的症状会销声匿迹,两腿的灵活性也会大有好转。

184. 冬季如何防治皮肤瘙痒症

冬季,皮肤常会感到奇痒难忍,而且越抓越痒。以瘙痒为症状的皮肤疾病主要包括应变性、神经性、感染性等几类,如神经性皮炎、湿疹、股癣、老年性瘙痒等。痒是神经感的一种,其主要由表皮与真皮交界处的感觉器官和浅表层皮肤神经丛所感觉。人的皮肤,柔软而富有弹性,它严密地覆盖着全身。冬天气候寒冷,机体为了防止体温的散失,使皮肤血管收缩,汗腺和皮脂腺的分泌随之减少,所以皮肤缺乏水分和油脂,加上冬天风大,气候干燥,皮肤受寒风吹袭,因而变得干燥粗糙,这是引起冬天皮肤发痒的根本原因。此外,在日常生活和劳动中,常常有不少灰尘、泥土和细菌落到皮肤上,亦可引起瘙痒。

另外,还经常有一些新陈代谢的废物,经汗腺排泄到皮肤表面,与皮脂腺分泌的皮脂和表皮脱落的皮屑混合成污垢。如不及时将其清除干净,便会聚集起来,不仅妨碍皮脂腺、汗腺发挥正常功能,而且还会刺激皮肤神经末梢引起痒感。冬天由于人们洗澡和换衣的次数减少,皮肤表面污垢增多,也容易引起皮肤发痒。在寒冷的冬天,人们习惯地喜欢吃一些辣椒、葱、蒜等刺激性的食物,这样会使人感到暖和一些。另外,也有一些人常常通过饮酒来取暖。如果这些刺激性的东西吃得多了,有的人也会导致皮肤阵发性发痒。此外,冬天如穿紧身的毛织品内衣,由于毛织物对皮肤神经末梢的刺激,或由于皮肤对毛织物发生变态反应,也都可引起皮肤发痒。

冬令皮肤瘙痒症的发生虽是以天气变冷为前提,但真正的诱因却是热,每当从寒冷的室外进入暖和的室内,或是躺在热被窝及用热水烫洗时,瘙痒就会随之而来。冬令皮肤瘙痒症发作起来,人们会不自觉地进行搔抓,同时精神注意力也就集中在痒的地方。当痒感在一阵搔抓后不缓解时，往往会使人的情绪变得焦躁、激动和不安。这些刺激使得内分泌改变，痒感愈加强烈。另一方面，搔抓本身不仅构成对皮肤血管神经的一种刺激，还会使某些区域发生感染或原有炎症扩散，增加刺激的强度，因此皮肤就会产生越抓越痒的现象。

皮肤瘙痒的治疗可外用 0.5％薄荷脑酚甘油洗剂、2％樟脑霜或 2％石炭酸软膏，皮肤干燥者可用 15％的尿素软膏，苔藓化时外用糖皮质激素软膏。使用这些乳剂和霜剂，具有一定的止痒作用，使得机体能够忍受而不去搔抓、烫洗，从而使得症状缓解。此外，也可用抗组胺类药物氯苯那敏（扑尔敏）等治疗。有条件者可进行矿泉浴，这对止痒去病大有裨益。

冬天皮肤发痒，只要找到原因，采取相应的指施，避免用搔抓、摩擦和开水烫的方法来止痒，一般是可以防止的。需要预防皮肤瘙痒者应当注意不要用过热的水擦洗身体，内衣要柔软宽松、宜棉织品，最好不穿人造纤维织物的内衣。常洗澡、勤换衣常是解决皮肤发痒的一种有效措施。但洗澡时不要用碱性太大的肥皂，因为碱虽能清除污垢，但能降低皮肤的酸性，减弱皮肤的杀菌能力，给细菌造成适宜的环境。值得提出的是，由于冬天的皮肤缺少油脂，过多地用温度较高的热水洗澡，反而会使皮肤更加干燥而引起皮肤瘙痒。因此，冬天洗澡的次数不宜过多，除工作性质要求天天洗澡外，一般以每周 1 次为宜。另外，要注意饮食，不要饮酒、吸烟，浓茶和咖啡等也不宜多饮。

185. 冬季如何防治冻疮

冻疮是由于皮肤局部血管痉挛和皮下瘀血、水肿造成的。一般多发生在手指、手背、足跟及耳朵等部位。冬季寒冷刺激可使耳朵、面颊、手脚等部位的皮下浅层血管收缩,造成局部血液循环不良和瘀血,从而发生冻疮。冻疮开始时,局部皮肤红肿发痒,接着颜色逐渐变成紫红色或暗红色,较重的就发生水疱溃烂,并有疼痛。引起冻疮的外在因素是气候寒冷而潮湿,但并不一定每个人都会发生冻疮,而与受冻时间的长短及体质强弱有密切关系。冻疮多在儿童、中老年人、青年妇女和心血管疾病患者身上发生。

预防冻疮,首先要注意锻炼身体,增强抵抗寒冷的能力。随着天气的变化,注意身体的保暖。冬天,手足要加强防护,注意保暖和保持干燥。鞋袜要宽松,勤换袜子。手足暴露于严寒后,不要马上烤火或在热水中泡,可以在温暖的地方休息,并将受冻部分摩擦发热。容易患冻疮的人,应从天气刚转冷时就注意保暖,天气转暖后不要马上减脱鞋袜。因为冻疮往往是在天气突然变冷,防护不好或温度稍微上升就马上解脱防护而产生的。其次,不要长时间地站立或坐卧不动,以免影响血液循环。第三,要注意营养,保证冬季身体所需要的足够热能。第四,经常患冻疮的人在冬天来临之际可按摩易生冻疮的部位,可起到预防作用。临冬时,要多活动手脚,经常用温水洗泡,摩擦手足,增加对寒冷的适应能力。

冻疮初起时不易觉察,当感觉到局部刺痒灼痛时,轻微的冻疮已经形成。这时如及时采取措施,加强保暖,尚能使其逐渐好转,症状不再加重。冻疮早期的皮肤呈紫红色,有不同程度的硬结和红肿,症状加重后可出现水疱或溃烂,溃烂后引起感染。生冻疮后宜马上用火烤或用热水浸泡,因为冻伤的皮肤已经缺氧,如果温度突然升高,细胞就需要更多的氧气,使皮肤细胞缺氧更为严重,导致细胞变性和死亡。

治疗冻疮主要是改善局部微循环,提高组织抗寒能力,使患者能度过寒潮的侵袭,不发生冻疮。冻疮的治疗可分为全身治疗和局部治疗,全身治疗主要是口服阿托品等兴奋交感神经、扩张血管类药物和维生素 E 等,提高血管对寒冷的应激力。局部治疗较为常用,可采取药物浸泡疗法和局部涂抹敷贴各类霜剂、软膏、酊剂、搽剂、硬膏等,也可采用一些简、廉、便、验的验方等。

(1)用热盐水泡洗患处。

(2)每晚用花椒适量煎汤,趁热洗患处。

(3)取醋适量,置火上煮热,用布趁温热洗敷,每日2~3次。

(4)取生姜1块,在热灰中煨热,切开搽患处;或将生姜50克捣烂,加入白酒50毫升中浸泡,搅匀后外擦患处。

(5)取陈皮烤焦研末,猪油调敷患处。

(6)取猪油10克,蜂蜜30克,调匀涂患处,每日2次。

(7)取花生衣炒黄研碎,过筛成粉末,每50克加入醋

100 毫升,调成糊状,放入樟脑粉 1 克,用酒精少许调匀,药糊厚厚地敷于患处,然后用纱布固定,一般轻症 2～3 日可愈。

(8)取螃蟹 1 只,烧焦存性,研成细末,加入蜂蜜适量,调匀使成膏状,涂于患处,每日换药 2 次。

(9)取生姜、辣椒、白萝卜各适量,水煎熏洗患处,每日 1～2 次;或取生姜 60 克,捣烂,加入白酒 100 毫升,浸泡 3 日后,每日 3 次外搽患处,连用 7 日。

(10)取尖红椒 10 克,洗净切细,以 60％白酒 50 毫升,浸泡 10 日,去渣过滤,制成辣椒酊,外敷患处。

(11)取山药适量,去皮捣烂敷于患处,用纱布包扎,干后即换药。

(12)取大白菜 500 克,洗净后煎浓汁,睡前洗患处。

(13)取橄榄核数个,烧炭研末,用熟猪油调匀涂患处。

(14)取萝卜 1 个,橘皮 9 克,加水煎汤洗患处,再取螃蟹壳 2 个焙干研成细末,加入香油调匀涂患处。

(15)取山楂适量,烧熟去核,捣烂趁热摊在布上,外敷患处,每日 1 次。

(16)取花椒 15 克研为细末,大蒜 15 克去皮捣烂,加入熟猪油 70 克,混合搅匀成膏状,外敷冻疮未破处,用纱布包扎,每日用药 1 次。

(17)为防止冻疮冬季复发,在夏季,将大蒜头捣烂、晒干后,常搽在易患冻疮处,有预防效果。

186. 冬季如何防治口角炎

口角炎是冬季常见的一种口腔疾病,其发生原因在于冬季气候干燥,使人的嘴唇及嘴角皮肤黏膜干裂,在这种情况下容易使细菌乘机侵入,引起感染发炎和口角糜烂等。再则,冬季食用的副食品品种单调,新鲜绿叶蔬菜和瓜果少,人体内维生素 B_2 摄入不足。此外,经常舔舌、流口水感染、发热等也是患口角炎的重要诱因,因为口角外流出的唾液过多,会形成适合白色念珠菌繁殖生长的温暖而潮湿的环境,而白色念珠菌正是口角炎的感染源之一。

预防口角炎要养成良好的习惯,洗脸时最好不要用有刺激性的肥皂,洗完脸后在口角和唇部涂抹一点护肤油脂。平时不要用舌头去舔唇部,进食后要擦干净口角,在饮食上要吃新鲜绿叶蔬菜和水果,特别是富含维生素 B_2 的菠菜、雪里蕻、胡萝卜和动物肝脏、蛋黄、牛奶、豆制品等。口角炎发生后应及时治疗,可口服维生素 B_2 1 片,或复合维生素 B_2 片,每日 3 次,连用 7 日;发生口角局部溃烂者可用甲紫或中成药冰硼散涂抹;无渗出物的口角炎,可涂氟轻松软膏。属于白色念珠菌感染者,需要用克霉唑软膏涂抹患处。

187. 冬季如何预防低体温症

发热容易被患者和医生发现及重视,从而得到及时治疗,而低体温则不易被人注意。低体温症是指体温降

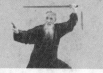

到 35℃(肛温)以下的状况,多在室温降至 10℃~18℃ 时发生,随着体内热能的不断散失,患者开始出现定向力障碍、思维混乱、运动失调。人体在正常状态下是保持恒温的。人的体温并不随外界环境温度的变化而发生明显的变化,因为位于下丘脑的体温调节中枢具有调节人体体温的功能,使人的体温恒定,但超过一定限度时,产热与散热之间的平衡会被打破,体温会上升或下降。

随着年龄的增长,中老年人体内的各种功能均会出现退行性变化,大脑的生理减轻、功能衰退、血管硬化,使得中老年人的体温调节功能减退,体内的温度常常低于37℃。还有,中老年人食欲缺乏,饭量减少,因而摄入的糖类能量不足,这也是中老年人容易发生低体温症的原因之一。另外,某些药物如氯丙嗪、苯巴比妥等镇静安眠药,也可促使低体温症的发生。饮酒对任何年龄的人都会增加"体温过低"的危险性,这是因为酒精妨碍血管收缩这一保暖的天然防御功能,同时又减低了人体对寒冷的感知,从而耽误采取预防措施。因此,对持久暴露在寒冷环境中的任何人,如滑雪者、狩猎者、野营或徒步旅行者,都一律禁止饮酒。

在低体温症形成之前,一般有如下的先兆:皮肤苍白、冰冷,而且有紫癜,面部水肿,肌肉变得僵硬,尤其是颈部及上下肢肌肉僵硬明显,寒战频繁,有动作协调障碍和思维障碍,呼吸次数及咳嗽反射降低,心率徐缓,有突发性内脏梗死和末梢性坏疽等。科学家发现,中老年人在冷屋内静坐不动,能诱发心脏病发作。

五、冬季养生

调查结果表明,冬季中老年人低体温症患者为 10% 左右,因此,提高对中老年人低体温的警惕十分必要。发现有低体温症状时要及时采取升温措施,如将患者裹上毛毯或棉被,移到温暖处,或用 40℃ 左右的温水沐浴,以及使用电热毯、热水袋等。如果出现精神萎靡甚至意识不清时,需立即送往医院抢救。

预防低体温症需要注意:①提高对体温过低早期征象的识别能力,一旦发现,立即采取紧急救治措施。主要的紧急救治措施是迅速给予保暖。②重视对中老年人加强采暖、保暖措施,中老年人冬季宜穿暖、软、轻、保温性能好的衣服。严冬时节限制户外活动,必要活动时,穿着应足以保暖,戴帽子极为重要,因为有 30% 的热能会通过头部散失。③禁止饮酒,要加强营养,提供高蛋白、高热能和高维生素、清淡可口易消化的食物,有足够的热能供应,必要时两餐间可增添牛奶等饮料。④要适当活动,中老年人腿脚不灵,冬季常卧床,所以要鼓励中老年人根据自己的体质情况多参加适当的体育锻炼。⑤要有向阳、密封暖和的居室,睡觉前关好门窗。⑥保持安定情绪,勿急、勿躁,尽量少用或不用镇静药,此类药物容易导致血管扩张,抑制寒战及降低对温度的敏感性。⑦冬季洗澡不要过频,以每周 1～2 次为宜,水温不宜过热。

2019年（己亥 猪年 2月8日始）

1月

一	二	三	四	五	六	日
	1廿六	2廿七	3廿八	4廿九	5小寒	6初一
7初二	8初三	9初四	10初五	11初六	12初七	13初八
14初九	15初十	16十一	17十二	18十三	19十四	20大寒
21十六	22十七	23十八	24十九	25二十	26廿一	27廿二
28廿三	29廿四	30廿五	31廿六			

7月

一	二	三	四	五	六	日
1廿九	2三十	3六月	4初二	5初三	6初四	7小暑
8初六	9初七	10初八	11初九	12初十	13十一	14十二
15十三	16十四	17十五	18十六	19十七	20十八	21十九
22二十	23大暑	24廿二	25廿三	26廿四	27廿五	28廿六
29廿七	30廿八	31廿九				

2月

一	二	三	四	五	六	日
				1廿七	2廿八	3廿九
4立春	5正月	6初二	7初三	8初四	9初五	10初六
11初七	12初八	13初九	14初十	15十一	16十二	17十三
18十四	19雨水	20十六	21十七	22十八	23十九	24二十
25廿一	26廿二	27廿三	28廿四			

8月

一	二	三	四	五	六	日
			1七月	2初二	3初三	4初四
5初五	6初六	7立秋	8初八	9初九	10初十	11十一
12十二	13十三	14十四	15十五	16十六	17十七	18十八
19十九	20二十	21廿一	22廿二	23处暑	24廿四	25廿五
26廿六	27廿七	28廿八	29廿九	30八月	31初二	

3月

一	二	三	四	五	六	日
				1廿五	2廿六	3廿七
4廿八	5廿九	6惊蛰	7二月	8初二	9初三	10初四
11初五	12初六	13初七	14初八	15初九	16初十	17十一
18十二	19十三	20十四	21春分	22十六	23十七	24十八
25十九	26二十	27廿一	28廿二	29廿三	30廿四	31廿五

9月

一	二	三	四	五	六	日
2初四	3初五	4初六	5初七	6初八	7白露	1初三
9十一	10十二	11十三	12十四	13十五	14十六	8初十
16十八	17十九	18二十	19廿一	20廿二	21廿三	15十七
23秋分	24廿六	25廿七	26廿八	27廿九	28三十	22廿四
30初一						29

4月

一	二	三	四	五	六	日
1廿六	2廿七	3廿八	4廿九	5清明	6初二	7初三
8初四	9初五	10初六	11初七	12初八	13初九	14初十
15十一	16十二	17十三	18十四	19十五	20谷雨	21十七
22十八	23十九	24二十	25廿一	26廿二	27廿三	28廿四
29廿五	30廿六					

10月

一	二	三	四	五	六	日
	1初三	2初四	3初五	4初六	5初七	6初八
7初九	8寒露	9十一	10十二	11十三	12十四	13十五
14十六	15十七	16十八	17十九	18二十	19廿一	20廿二
21廿三	22廿四	23霜降	24廿六	25廿七	26廿八	27廿九
28三十	29十月	30初二	31初三			

5月

一	二	三	四	五	六	日
		1廿七	2廿八	3廿九	4三十	5四月
6立夏	7初三	8初四	9初五	10初六	11初七	12初八
13初九	14初十	15十一	16十二	17十三	18十四	19十五
20十六	21小满	22十八	23十九	24二十	25廿一	26廿二
27廿三	28廿四	29廿五	30廿六	31廿七		

11月

一	二	三	四	五	六	日
				1初五	2初六	3初七
4初八	5初九	6初十	7十一	8立冬	9十三	10十四
11十五	12十六	13十七	14十八	15十九	16二十	17廿一
18廿二	19廿三	20廿四	21廿五	22小雪	23廿七	24廿八
25廿九	26三十	27冬月	28初二	29初三	30初四	

6月

一	二	三	四	五	六	日
					1廿七	2廿八
3五月	4初二	5初三	6芒种	7初五	8初六	9初七
10初八	11初九	12初十	13十一	14十二	15十三	16十四
17十五	18十六	19十七	20十八	21夏至	22二十	23廿一
24廿二	25廿三	26廿四	27廿五	28廿六	29廿七	30廿八

12月

一	二	三	四	五	六	日
2初六	3初七	4初八	5初九	6初十	7大雪	1初五
9十三	10十四	11十五	12十六	13十七	14十八	8十二
16二十	17廿一	18廿二	19廿三	20廿四	21廿五	15十九
23廿七	24廿八	25廿九	26腊月	27初二	28初三	22冬至
30初五	31初六					29初四

2020 年（庚子 鼠年 1 月 25 日始 闰四月）

1月
一	二	三	四	五	六	日
		1 十七	2 十八	3 十九	4 二十	5 廿一
6 小寒	7 廿三	8 廿四	9 廿五	10 廿六	11 廿七	12 廿八
13 廿九	14 三十	15 腊月	16 初二	17 初三	18 初四	19 初五
20 大寒	21 初七	22 初八	23 初九	24 初十	25 正月	26 初二
27 初三	28 初四	29 初五	30 初六	31 初七		

7月
一	二	三	四	五	六	日
		1 十一	2 十二	3 十三	4 十四	5 十五
6 小暑	7 十七	8 十八	9 十九	10 二十	11 廿一	12 廿二
13 廿三	14 廿四	15 廿五	16 廿六	17 廿七	18 廿八	19 廿九
20 三十	21 六月	22 大暑	23 初三	24 初四	25 初五	26 初六
27 初七	28 初八	29 初九	30 初十	31 十一		

2月
一	二	三	四	五	六	日
					1 初八	2 初九
3 初十	4 立春	5 十二	6 十三	7 十四	8 十五	9 十六
10 十七	11 十八	12 十九	13 二十	14 廿一	15 廿二	16 廿三
17 廿四	18 十五	19 雨水	20 廿七	21 廿八	22 廿九	23 二月
24 初二	25 初三	26 初四	27 初五	28 初六	29 初七	

8月
一	二	三	四	五	六	日
					1 十二	2 十三
3 十四	4 十五	5 十六	6 立秋	7 十八	8 十九	9 二十
10 廿一	11 廿二	12 廿三	13 廿四	14 廿五	15 廿六	16 廿七
17 廿八	18 廿九	19 七月	20 初二	21 初三	22 初四	23 处暑
24 初六	25 初七	26 初八	27 初九	28 初十	29 十一	30 十二
31 十三						

3月
一	二	三	四	五	六	日
						1 初八
2 初九	3 初十	4 十一	5 惊蛰	6 十三	7 十四	8 十五
9 十六	10 十七	11 十八	12 十九	13 二十	14 廿一	15 廿二
16 廿三	17 廿四	18 廿五	19 廿六	20 春分	21 廿八	22 廿九
23 三十	24 三月	25 初二	26 初三	27 初四	28 初五	29 初六
30 初七	31 初八					

9月
一	二	三	四	五	六	日
	1 十四	2 十五	3 十六	4 十七	5 十八	6 十九
7 白露	8 廿一	9 廿二	10 廿三	11 廿四	12 廿五	13 廿六
14 廿七	15 廿八	16 廿九	17 八月	18 初二	19 初三	20 初四
21 初五	22 秋分	23 初七	24 初八	25 初九	26 初十	27 十一
28 十二	29 十三	30 十四				

4月
一	二	三	四	五	六	日
		1 初九	2 初十	3 十一	4 清明	5 十三
6 十四	7 十五	8 十六	9 十七	10 十八	11 十九	12 二十
13 廿一	14 廿二	15 廿三	16 廿四	17 廿五	18 廿六	19 谷雨
20 廿八	21 廿九	22 二十	23 闰四月	24 初二	25 初三	26 初四
27 初五	28 初六	29 初七	30 初八			

10月
一	二	三	四	五	六	日
			1 十五	2 十六	3 十七	4 十八
5 十九	6 二十	7 廿一	8 寒露	9 廿三	10 廿四	11 廿五
12 廿六	13 廿七	14 廿八	15 廿九	16 三十	17 九月	18 初二
19 初三	20 初四	21 初五	22 初六	23 霜降	24 初八	25 初九
26 初十	27 十一	28 十二	29 十三	30 十四	31 十五	

5月
一	二	三	四	五	六	日
				1 初九	2 初十	3 十一
4 十二	5 立夏	6 十四	7 十五	8 十六	9 十七	10 十八
11 十九	12 二十	13 廿一	14 廿二	15 廿三	16 廿四	17 廿五
18 廿六	19 廿七	20 小满	21 廿九	22 四月	23 初二	24 初三
25 初四	26 初五	27 初六	28 初七	29 初八	30 初九	31 初十

11月
一	二	三	四	五	六	日
						1 十六
2 十七	3 十八	4 十九	5 二十	6 廿一	7 立冬	8 廿三
9 廿四	10 廿五	11 廿六	12 廿七	13 廿八	14 廿九	15 小雪
16 十月	17 初二	18 初三	19 初四	20 初五	21 初六	22 初七
23 初九	24 初十	25 十一	26 十二	27 十三	28 十四	29 十五
30 十六						

6月
一	二	三	四	五	六	日
1 十一	2 十二	3 十三	4 十四	5 芒种	6 十六	7 十七
8 十八	9 十九	10 二十	11 廿一	12 廿二	13 廿三	14 廿四
15 廿五	16 廿六	17 廿七	18 廿八	19 廿九	20 三十	21 夏至
22 初二	23 初三	24 初四	25 初五	26 初六	27 初七	28 初八
29 初九	30 初十					

12月
一	二	三	四	五	六	日
	1 十七	2 十八	3 十九	4 二十	5 廿一	6 廿二
7 大雪	8 廿四	9 廿五	10 廿六	11 廿七	12 廿八	13 廿九
14 三十	15 冬月	16 初二	17 初三	18 初四	19 初五	20 初六
21 冬至	22 初八	23 初九	24 初十	25 十一	26 十二	27 十三
28 十四	29 十五	30 十六	31 十七			

2021年（辛丑 牛年 2月 12日始）

一月

一	二	三	四	五	六	日
				1	2	3
4	5	6	7	8	9	10
11	12	13	14	15	16	17
18	19	20	21	22	23	24
25	26	27	28	29	30	31

七月

一	二	三	四	五	六	日
			1	2	3	4
5	6	7	8	9	10	11
12	13	14	15	16	17	18
19	20	21	22	23	24	25
26	27	28	29	30	31	

二月

一	二	三	四	五	六	日
1	2	3	4	5	6	7
8	9	10	11	12	13	14
15	16	17	18	19	20	21
22	23	24	25	26	27	28

八月

一	二	三	四	五	六	日
						1
2	3	4	5	6	7	8
9	10	11	12	13	14	15
16	17	18	19	20	21	22
23	24	25	26	27	28	29
30	31					

三月

一	二	三	四	五	六	日
1	2	3	4	5	6	7
8	9	10	11	12	13	14
15	16	17	18	19	20	21
22	23	24	25	26	27	28
29	30	31				

九月

一	二	三	四	五	六	日
		1	2	3	4	5
6	7	8	9	10	11	12
13	14	15	16	17	18	19
20	21	22	23	24	25	26
27	28	29	30			

四月

一	二	三	四	五	六	日
			1	2	3	4
5	6	7	8	9	10	11
12	13	14	15	16	17	18
19	20	21	22	23	24	25
26	27	28	29	30		

十月

一	二	三	四	五	六	日
				1	2	3
4	5	6	7	8	9	10
11	12	13	14	15	16	17
18	19	20	21	22	23	24
25	26	27	28	29	30	31

五月

一	二	三	四	五	六	日
					1	2
3	4	5	6	7	8	9
10	11	12	13	14	15	16
17	18	19	20	21	22	23
24	25	26	27	28	29	30
31						

十一月

一	二	三	四	五	六	日
1	2	3	4	5	6	7
8	9	10	11	12	13	14
15	16	17	18	19	20	21
22	23	24	25	26	27	28
29	30					

六月

一	二	三	四	五	六	日
	1	2	3	4	5	6
7	8	9	10	11	12	13
14	15	16	17	18	19	20
21	22	23	24	25	26	27
28	29	30				

十二月

一	二	三	四	五	六	日
		1	2	3	4	5
6	7	8	9	10	11	12
13	14	15	16	17	18	19
20	21	22	23	24	25	26
27	28	29	30	31		